Middeke
TherapieKompass Bluthochdruck – endlich wieder gute Werte

Für

Renate Hauff

mit der ich 1989 meinen ersten Patienten-Ratgeber „Bluthochdruck senken ohne Medikamente" bei TRIAS veröffentlicht habe.

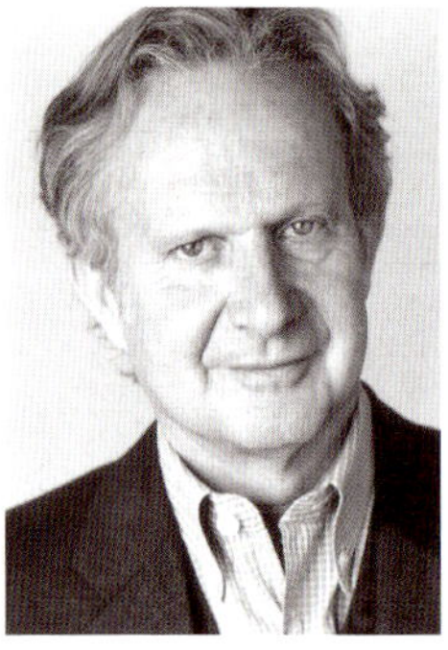

Prof. Dr. med. Martin Middeke

Clinical Hypertension Specialist
(European Society of Hypertension)
1985 Gründung und langjährige Leitung der Hypertonieambulanz an der Medizinischen Polyklinik der Universität München
1986 Habilitation an der Universität München
1987–1993 Oberarzt an der Poliklinik der Universität München
1994–1999 Chefarzt am Rehazentrum Spreewald, Burg
1999–2001 Chefarzt an der Rehaklinik Wiessee, Bad Wiessee
1998–2004 Vorstand der deutschen Hochdruckliga
seit 1998 Chefredakteur der Deutschen Medizinischen Wochenschrift
seit 2003 Blutdruckinstitut-München, München

Blutdruckinstitut
München

www.blutdruckinstitut.de

Prof. Dr. med. Martin Middeke

Bluthochdruck – endlich wieder gute Werte

- Sind Sie medikamentös richtig versorgt?
- Langfristige Alternativen: natürlich behandeln ohne Nebenwirkungen
- So finden Sie Ihr persönliches Selbsthilfe-Programm

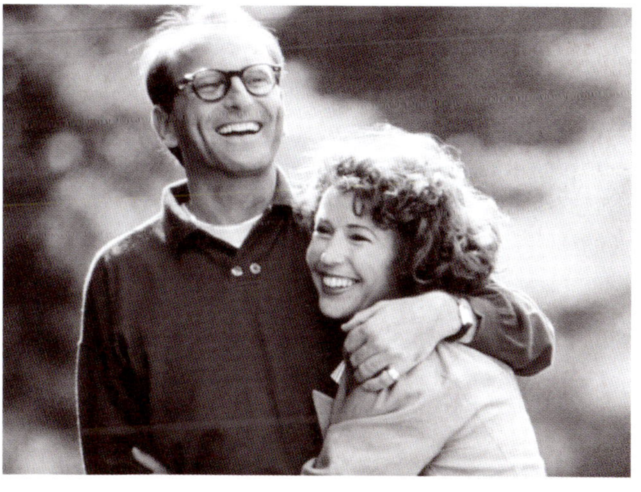

TRIAS

Inhalt

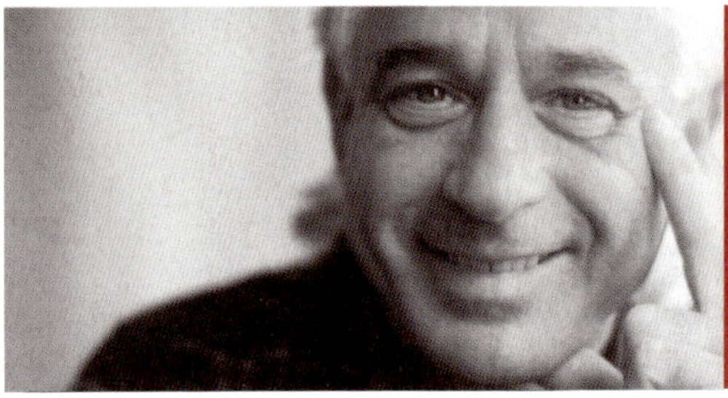

Basis-Wissen

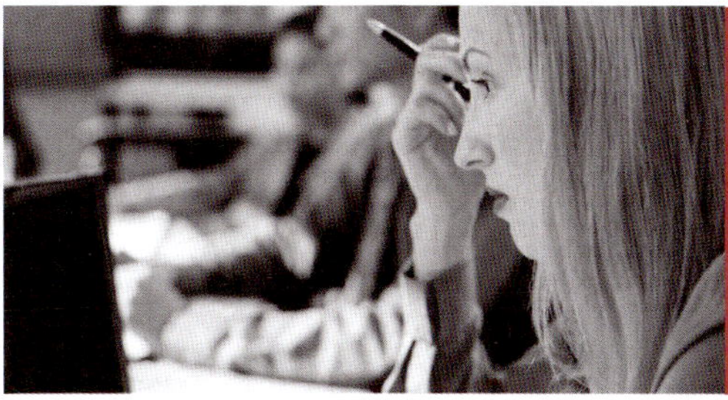

Die Ursachen

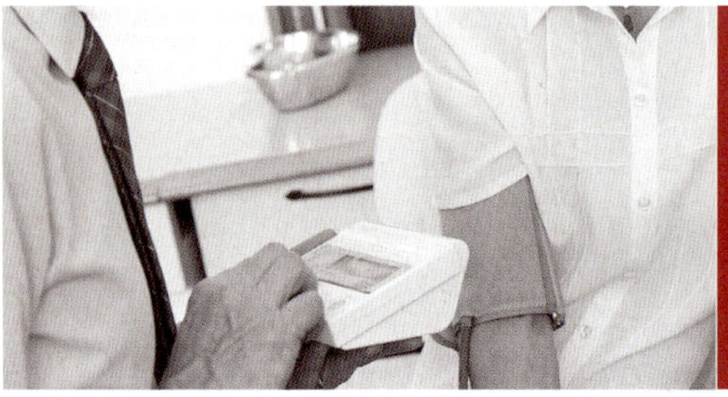

Blutdruck messen und bewerten

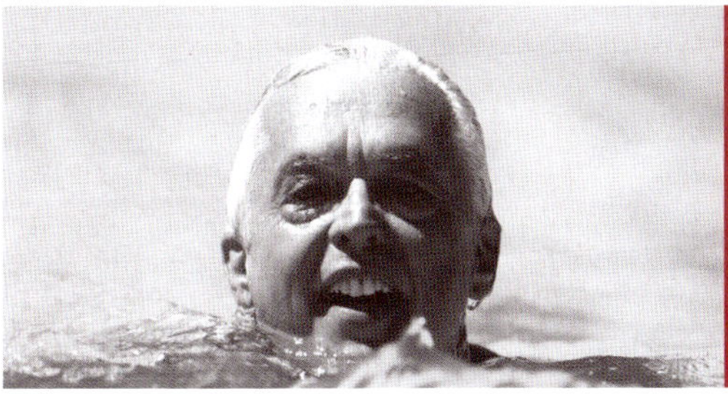

Blutdruck senken ohne Medikamente

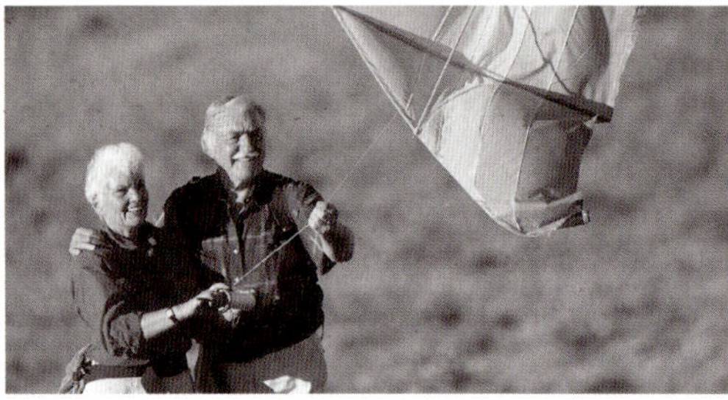

Medikamentöse Therapie

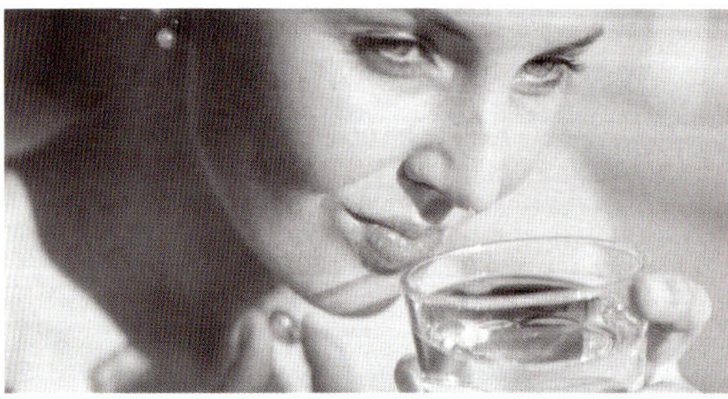

Die Einnahme von Medikamenten

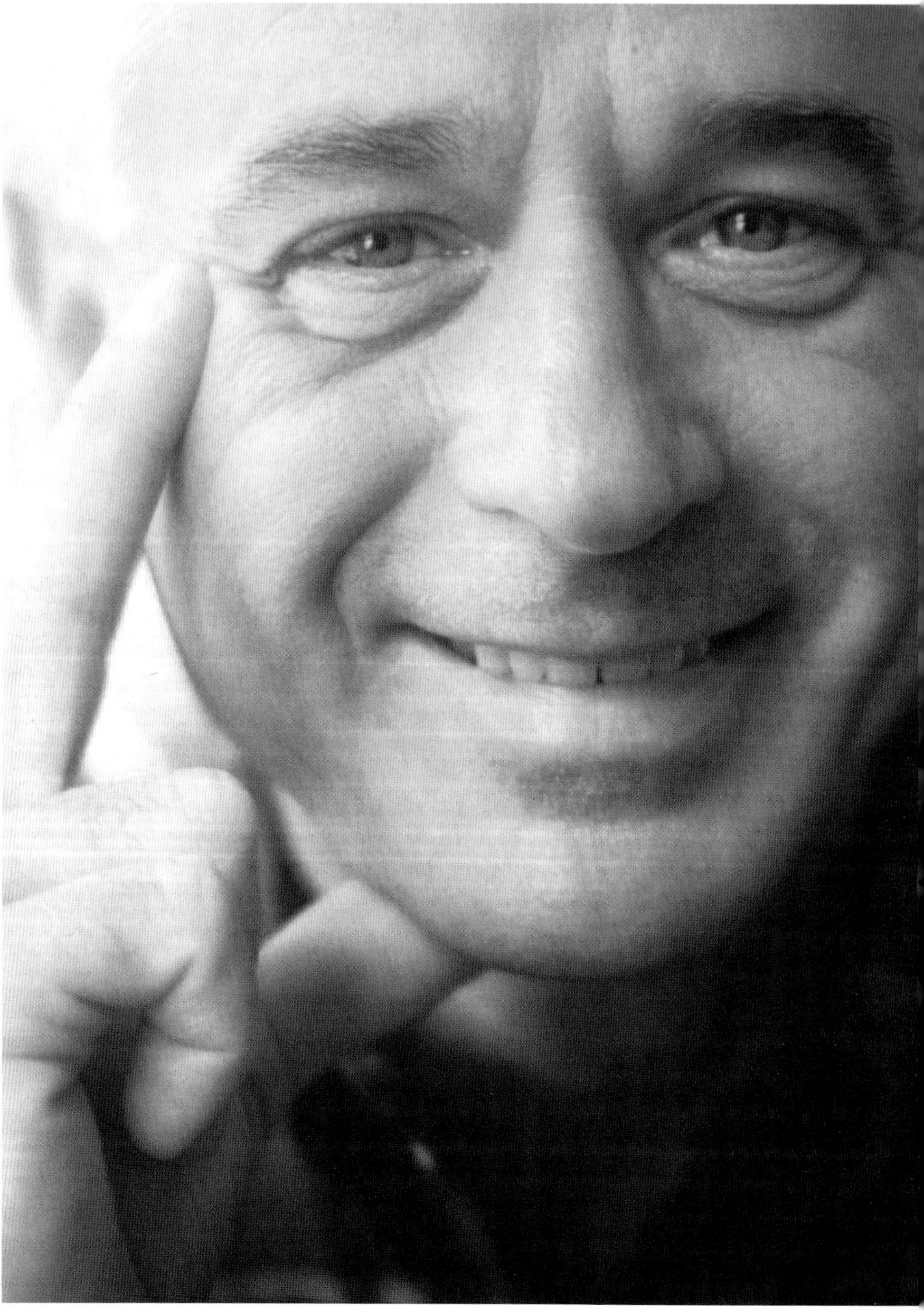

Basis-Wissen

In diesem Kapitel erfahren Sie, woran Sie erkennen, dass Ihr Blutdruck nicht richtig eingestellt (zu hoch) ist und welche persönlichen Risikofaktoren Sie für Bluthochdruck und Folgekrankheiten haben.

Viele Betroffene erhalten keine ausreichende Behandlung

Bluthochdruck ist eine sehr häufige Erkrankung – in Deutschland haben schätzungsweise 15 Millionen Menschen einen zu hohen Blutdruck. Doch nur die wenigsten bekommen ihren Blutdruck wieder in den Griff. Denn leider gilt die „Regel der Hälften" auch heute noch:

Nur die Hälfte der Hypertoniker ist bekannt und weiß vom erhöhten Blutdruck; von den bekannten Hypertonikern wird nur ca. die Hälfte behandelt; von den Behandelten sind bei uns nur ca. 20 % kontrolliert, d.h. mit ihrem Blutdruck im Normbereich.

Wenn Sie befürchten/wissen, dass Ihr Blutdruck zu hoch ist oder Sie bisher erfolglos Blutdruck senkende Medikamente einnehmen, hilft Ihnen dieses Buch, die richtige Therapie für sich zu finden und auch durchzuhalten.

Zum Senken des Blutdrucks sind längst nicht immer Medikamente erforderlich, aber auch hier gibt es nebenwirkungsarme Neuentwicklungen. Dieser Ratgeber stellt Ihnen alle erfolgreichen Therapiemöglichkeiten vor, damit Sie in Absprache mit Ihrem Arzt und durch Eigeninitiative Ihren Blutdruck senken können.

Woran Sie erkennen, dass Ihr Blutdruck nicht richtig eingestellt ist

- Leiden Sie morgens unter Kopfschmerzen?
- Ist Ihnen nach dem Aufstehen häufig schwindelig?
- Haben Sie Luftnot oder Herzbeschwerden?

Dies können Zeichen für einen zu hohen Blutdruck sein. Wenn Sie bereits Blutdruckmedikamente einnehmen, deuten diese Beschwerden darauf hin, dass der Blutdruck noch nicht ausreichend eingestellt ist.

Untersuchungen an ca. 60.000 Patienten aus der Praxis in Deutschland zeigen, dass insgesamt 42 % über typische Beschwerden in den Morgenstunden berichten: am häufigsten Schwindel und Kopfschmerzen. Die Symptome hängen dabei direkt mit der Blutdruckhöhe bzw. der Güte der Blutdruckeinstellung zusammen: Je höher der Blutdruck und je schlechter die Einstellung, umso häufiger wird über Beschwerden berichtet.

Der Blutdruck ist am Morgen nach dem Aufstehen und im Verlauf des Vormittags am höchsten. Daher kommt es hier auf eine besonders gute Blutdruckeinstellung an. Mögliche Zeichen einer nicht ausreichenden Blutdruckeinstellung in den Morgenstunden können sein:

- Kopfschmerzen und Kopfdruck,
- Schwindelgefühl und Kopfleere,
- Luftnot,
- Herzbeschwerden und Herzstolpern.

Auch in den Morgenstunden sollte der Blutdruck im Normbereich sein, d.h. beim Hausarzt gemessen unter 140/90 mmHg bzw. zu Hause mit dem eigenen Gerät gemessen unter 135/85 mmHg. Für die selbst gemessenen Werte gelten niedrigere Normgrenzen. Wie Sie bei sich selbst den Blutdruck messen können, erfahren Sie in Kap. 3.

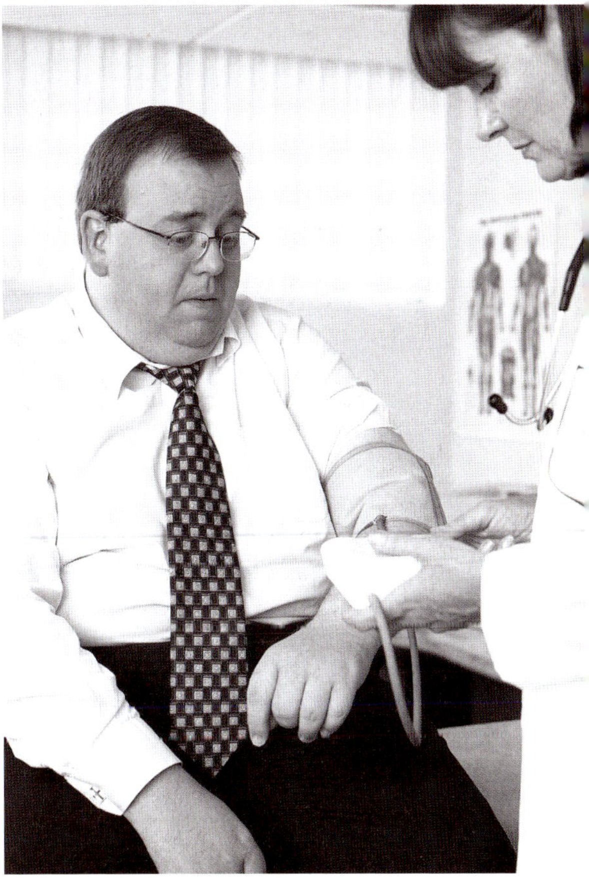

Übergewicht ist der wichtigste und häufigste Auslöser für eine Hypertonie, aber auch für eine Zuckerkrankheit (Diabetes Typ 2) und Fettstoffwechselstörungen.

Wie Sie Ihre Risikofaktoren erkennen

In unserer Zivilisationsgesellschaft haben wir zahlreiche Verhaltensweisen und Gewohnheiten entwickelt, die ungesund sind und unseren Blutdruck in die Höhe treiben.

Übergewicht und Bewegungsmangel. Die Kombination aus Übergewicht und Bewegungsmangel ist eine sehr häufige Ursache für die Entwicklung einer Hypertonie. Beides nimmt in unserer Gesellschaft ständig zu. Dies wird als Hauptursache für die steigende Hypertoniehäufigkeit angesehen.

Die Gewichtsabnahme und Steigerung der körperlichen Aktivität sind die wichtigsten und wirkungsvollsten Blutdruck senkenden Maßnahmen für übergewichtige und untrainierte Hypertoniker.

Ob Sie Übergewicht haben, können Sie mithilfe Ihres Body Mass Index (Körpermasseindex) bestimmen (siehe Seite 32). Auf den Seiten 32 – 37 erfahren Sie, wie das Körpergewicht und der Blutdruck zusammenhängen.

Wir essen zu viel Salz. Zwischen dem Salzkonsum und der Blutdruckhöhe bzw. der Hypertonie bestehen enge Verbindungen. Eine kleine Menge Salz braucht der Körper, größere Mengen können den Blutdruck jedoch erhöhen und bei bestimmten Menschen zur Hypertonie führen. Salz war in früheren Jahrhunderten rar und daher etwas sehr kostbares. Heute ist Salz reichlich vorhanden und wird zuviel konsumiert. Wie bei vielen anderen Faktoren spielt auch beim Salz die Dosis eine wichtige Rolle (siehe Seite 38).

CHECKLISTE

Kurztest zum Hypertonie-Risiko

Ich habe deutliches Übergewicht (mein BMI liegt über 30)	☐ ja	☐ nein
Ein oder beide Elternteile haben ebenfalls Bluthochdruck	☐ ja	☐ nein
Ich esse viel Salz	☐ ja	☐ nein
Ich habe viel Stress	☐ ja	☐ nein
Ich bewege mich zu wenig	☐ ja	☐ nein
Ich trinke regelmäßig mehr als 1–2 Gläser Alkohol/Tag	☐ ja	☐ nein

Jede Antwort mit „ja" erhöht die Wahrscheinlichkeit für eine Hypertonie. Eine differenziertere Analyse können Sie mit dem Fragebogen auf Seite 16 – 17 durchführen.

Alkohol. Geringe Mengen, also ein bis zwei Glas Wein oder Bier pro Tag, wirken sich nicht ungünstig auf den Blutdruck aus. Aber alles, was darüber hinaus getrunken wird, lässt den Blutdruck ansteigen (siehe S. 39–40). Auch hier gilt: Die Dosis bestimmt die Wirkung!

Leiden Sie unter ständigem Stress?

Anhaltender Stress ist ebenfalls ein Zeichen unserer Zeit und betrifft viele Menschen. Es gibt keinen Zweifel mehr, dass psychische Faktoren bei der Hypertonieentstehung eine große Rolle spielen. Zu Beginn der Hypertonieentwicklung ist regelmäßig eine gesteigerte Aktivität des sympathischen Nervensystems zu finden, daher ist zum Beispiel auch der Puls erhöht. Das ist oft eine direkte Folge von chronischem Stress und ungesunder Stressverarbeitung oder mangelhafter Stressbewältigung.

Insbesondere Ärger und Ängste im Zusammenhang mit der Arbeitssituation können mit der Zeit zur Blutdruckerhöhung führen. Es gibt Hinweise dafür, dass bei Frauen der Faktor Angst und bei Männern der Faktor Ärger eine größere Rolle spielen.

Die häufigsten Stressfaktoren in unserer modernen Gesellschaft sind berufliche Stressoren (Zeitdruck, Hektik, Leistungsdruck, berufliche Überlastung und hohe berufliche Anforderungen, insbesondere in Kombination mit geringem Entscheidungsspielraum, Schichtarbeit, finanziellen Problemen und existenziellen Ängsten, Arbeitslosigkeit) sowie familiäre Stressoren (familiäre Probleme, Eheprobleme, Tod des Partners, schwere Erkrankung oder Pflegefall in der Familie).

WICHTIG

Bei mindestens 20 % der Patienten mit primärer Hypertonie spielt chronischer Stress als Auslöser eine entscheidende Rolle.

Die Stressverarbeitung ist individuell sehr unterschiedlich. Sie hängt ab von der persönlichen Bewertung von Stress, wahrscheinlich auch von genetischen und konstitutionellen Faktoren. Daher ist es nicht verwunderlich, dass dieselben Stressfaktoren bei unterschiedlichen Personen zu ganz verschiedenen Stressreaktionen führen, z.B. bei einigen zu hohem Blutdruck, bei anderen Personen zu anderen Stress bedingten Gesundheitsstörungen, bei manchen aber auch zu keiner gesundheitlichen Störung (siehe auch Seiten 41–44).

CHECKLISTE

Fragebogen zum persönlichen Hypertonie-Risiko

Bitte die persönlichen Daten ankreuzen und die Punktzahl ermitteln.

Beachten Sie die unterschiedliche Bedeutung der verschiedenen blutdrucksteigernden Faktoren anhand der unterschiedlichen Gewichtung.

Alter und Geschlecht

Lebensjahre	bis 30	30–50	50–65	über 65
männlich	**0**	**10**	**20**	**40**
weiblich, ohne »Pille«	**0**	**10**	**30**	**40**
weiblich, mit »Pille«	**20**	**30**		

meine Punktzahl ☐

Vererbung und Salzkonsum

	wenig Salz	viel Salz
keine Hypertonie in der Familie	**0**	**10**
ein Elternteil mit Hypertonie	**10**	**20**
beide Eltern mit Hypertonie	**30**	**40**

meine Punktzahl ☐

Körpergewicht

BMI*	unter 25	25 –27	27–30	30–35	über 35
	0	**10**	**20**	**30**	**40**

*Siehe Seite 32

meine Punktzahl ☐

Lebensstil und Verhaltensweisen

körperliche Aktivität

im Beruf	intensiv	mäßig	sitzend	sitzend	sitzend	sitzend
beim Sport	intensiv	mäßig	intensiv	mäßig	wenig	inaktiv
	0	**5**	**10**	**15**	**25**	**30**

meine Punktzahl ☐

Alkoholkonsum

Drinks pro Woche	bis 7	7 bis 14	14–28	über 28
	0	**5**	**15**	**30**

meine Punktzahl ☐

Rauchen

Zigaretten pro Tag	keine	unter 5	5–10	über 10
	0	10	20	30

Ex-Raucher oder Zigarren-/Pfeifenraucher (nicht inhalierend) **5**

meine Punktzahl ☐

Kaffeegenuss

Tassen pro Tag	unter 3	3–6	über 6
	0	5	10

meine Punktzahl ☐

Stressfaktoren: chronischer (länger dauernder) Stress

im Beruf

z. B. Überlastung/Überforderung, abnormer Zeitdruck, Mobbing, Arbeitslosigkeit usw.

kein Stress **0** mäßiger Stress **10** viel Stress **20**

meine Punktzahl ☐

in der Familie

zum Beispiel Scheidung, Trennung, Tod, Krankheit usw.

kein Stress **0** mäßiger Stress **10** viel Stress **20**

meine Punktzahl ☐

andere Faktoren

zum Beispiel schwere Krankheit, viel Ärger, finanzielle/existenzielle Probleme usw.

kein Stress **0** mäßiger Stress **10** viel Stress **20**

meine Punktzahl ☐

meine Gesamtpunktzahl ☐

Auswertung

unter 50 Punkte	**geringe Hypertoniewahrscheinlichkeit/geringes Risiko** Empfehlung: Gelegentliche Blutdruckkontrolle, gesunden Lebensstil beibehalten
50–100 Punkte	**mäßiges Hypertonierisiko** Achtung: Blutdruck häufiger kontrollieren und mit 1–2 Maßnahmen (hohe Punktzahlen) beginnen
100–200 Punkte	**hohes Hypertonierisiko:** Änderung des Lebensstils und der Verhaltensweisen sehr sinnvoll und effektiv. Mehrere Maßnahmen zur Senkung der hohen Punktzahlen angehen. Blutdruckkontrolle
über 200 Punkte	**sehr hohes Hypertonierisiko:** Umfassende Lebensstiländerung dringend notwendig und sehr erfolgreich zur Blutdrucksenkung. Blutdruckkontrolle

WISSEN

Fakten zum Bluthochdruck

Bluthochdruck ist eine häufige Todesursache

Die Hypertonie steht nach Angaben der WHO weltweit mit 5,8 % als Ursache für die Gesamtsterblichkeit an dritter Stelle. An erster Stelle steht Mangelernährung (11,7 %) und an zweiter Stelle Rauchen (6,0 %). Hypertonie ist die einzige Erkrankung unter den ersten zehn Risikofaktoren: Es folgen Trinkwasserprobleme und Hygiene, Bewegungsmangel, „Unsafe Sex", Alkohol, Luftverschmutzung und Drogen sowie Arbeitsunfälle.

Das Risiko steigt mit dem Alter an

Die Hypertoniehäufigkeit steigt mit zunehmendem Lebensalter kontinuierlich an. Sie ist bis zur fünften Lebensdekade bei Frauen deutlich geringer als bei Männern. Ab der fünften Dekade holen die Frauen deutlich auf und erreichen in der Altersklasse > 65 Jahre die gleiche Hypertoniehäufigkeit wie die Männer.

Hypertonie erhöht das Schlaganfallrisiko

Die Hypertonie erhöht das Schlaganfallrisiko um den Faktor 4. Das Schlaganfallrisiko steigt mit der Höhe des systolischen und diastolischen Blutdrucks steil an. Ein Anstieg des Blutdrucks um je 10 mmHg erhöht das Schlaganfallrisiko um jeweils 10 %.

Leider ist die unzureichenden Behandlungsqualität der Hypertonie in Deutschland dafür verantwortlich, dass bei uns im Vergleich zu Nordamerika nahezu noch doppelt so viele Schlaganfälle vorkommen: 42 gegenüber 27 tödliche Fälle pro 100.000 Einwohner.

Jährlich erleiden etwa 200.000 Menschen in Deutschland einen Schlaganfall, wobei das Risiko mit zunehmendem Alter drastisch ansteigt. In den ersten vier Wochen versterben ca. 20 %. Der Schlaganfall ist damit die dritthäufigste Todesursache in Deutschland. Von den überlebenden Patienten müssen viele mit einer schweren körperlichen und geistigen Einschränkung weiterleben.

Hypertonie ist eine häufige Ursache für Herz- und Nierenschwäche

Neben dem Gehirn reagieren das Herz und die Nieren besonders empfindlich auf einen erhöhten Blutdruck. Die Hypertonie gilt heute als der häufigste Risikofaktor für eine Herz- oder Niereninsuffizienz, insbesondere im fortgeschrittenen Alter.

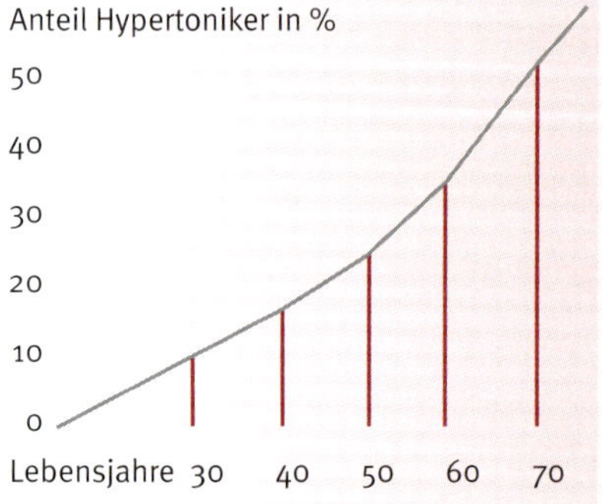

Häufigkeit der Hypertonie in Abhängigkeit vom Alter.

Die meisten Betroffenen haben eine primäre Hypertonie

Bei ca. 90 % aller Hypertoniker liegt eine so genannte primäre Hypertonie vor. Früher nannte man das auch essenzielle Hypertonie. Nur 10 % haben eine so genannte sekundäre Hypertonie, z.B. infolge einer Nierenerkrankung oder einer hormonellen Störung oder Erkrankung. Die wichtigsten und häufigsten Faktoren, die zur primären Hypertonie führen, sind heute aufgeklärt.

Es gibt viele verschiedene Faktoren, die zum Blutdruckanstieg und zur Hypertonie führen können.

Hier werden die bekannten und relevanten Faktoren der primären Hypertonie besprochen, die bei der Mehrzahl der Patienten tatsächlich auch fassbar sind.

Woran erkennt der Arzt eine primäre Hypertonie?

Erhöhung des unteren Wertes. Die primäre Hypertonie beginnt häufig zwischen dem 30. und 50. Lebensjahr mit einer leichten, vorwiegend diastolischen Blutdruckerhöhung (unterer Wert) z.B. 129/98 mmHg: Der systolische (obere) Wert von 129 ist noch im oberen Normbereich, der diastolische Wert von 98 ist eindeutig erhöht. Dieser Beginn wird aber sehr häufig gar nicht erfasst, da er oft stumm und ohne weitere Beschwerden verläuft.

Erhöhung des oberen Wertes. Eine vorwiegend systolische Hypertonie (oberer Wert) findet man dagegen im fortgeschrittenen Alter. Blutdruckwerte von z.B. 180/85 mmHg sind typisch für die isolierte systolische Hypertonie im Alter, und sind z.B. bei einem 40-jährigen Patienten nicht zu finden.

Anhand der folgenden Tabelle können Sie erkennen, ob Sie eine primäre oder sekundäre Hypertonie haben.

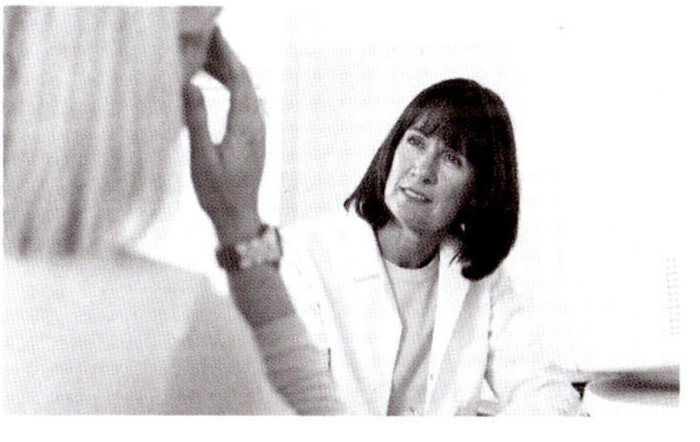

Es gibt typische Symptome für primäre und sekundäre Hypertonie.

Wie man primäre und sekundäre Hypertonie unterscheiden kann

primäre Hypertonie	sekundäre Hypertonie
▪ häufig nur eine leichte Hypertonie (140–159 mmHg systolisch, 90–99 mmHg diastolisch), ▪ langsamer und „stummer" Beginn ▪ keine weiteren Symptome ▪ Hypertonie in der Familie bekannt (erbliche Form), insbesondere in Kombination mit einem hohen Salzkonsum ▪ Übergewicht und Bewegungsmangel ▪ hoher Alkoholkonsum ▪ chronischer Stress in Beruf oder Familie ▪ normales Tag/Nacht-Blutdruckprofil in der Langzeitmessung ▪ Blutdrucksenker wirken gut und schon in einer geringen Dosis	Bluthochdruck infolge von: ▪ Diabetes ▪ Niereninsuffizienz ▪ hormonellen Störungen der Nebenniere oder der Schilddrüse ▪ Gefäßerkrankung wie Nierenarterienstenose oder Aortenisthmusstenose ▪ der Einnahme der „Pille" ▪ anderen Medikamenten

Wie entsteht eine primäre Hypertonie?

Die primäre Hypertonie ist zunächst eine Regulationsstörung, die sich im weiteren Verlauf zu einer schwer wiegenden Erkrankung entwickeln kann.

Häufig liegt eine familiäre Veranlagung vor (familiäre Hypertonie). Treten im Laufe des Erwachsenenalters weitere Faktoren hinzu, kommt es zu einer dauerhaften Hypertonie. Die Hypertonie entwickelt sich dann als Folge aus Faktoren, die aus subjektivem Verhalten, etwa ungesunder Ernährung, Bewegungsmangel und Übergewicht, als Reaktion auf psychosoziale Faktoren und chronischen Stress oder aus Umweltbelastungen, z.B. Lärmexposition, resultieren.

Die verschiedenen Faktoren können in individuell sehr unterschiedlicher Ausprägung zur Hypertonie führen. Die Häufung verschiedener Blutdruck steigender Faktoren, wie Gewichtszunahme, Abnahme der körperlichen Aktivitäten und Zunahme von beruflichem Stress sowie familiärer Belastungen, führer typischerweise im mittleren Erwachsenenalter zur Hypertonie.

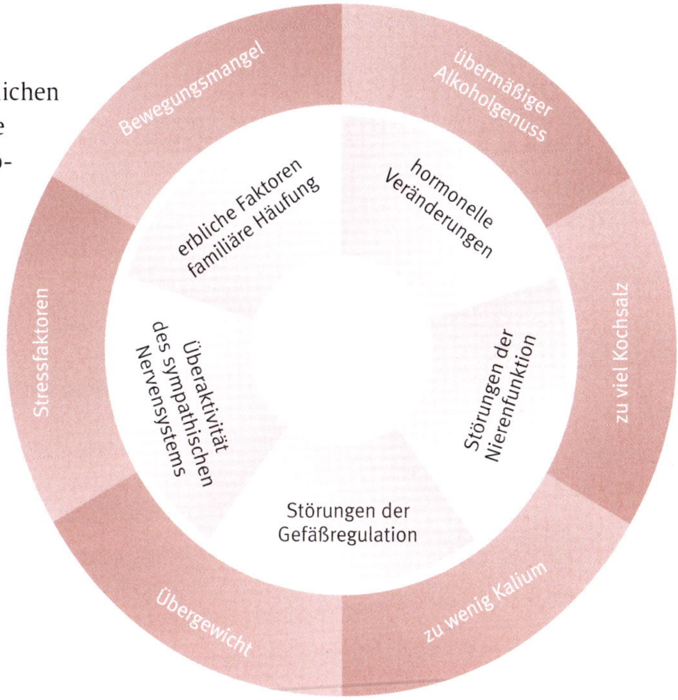

Innere und äußere Ursachen für Bluthochdruck.

Was bedeutet familiäre Hypertonie?

Hoher Blutdruck kommt in bestimmten Familien gehäuft vor. Oft haben ein oder sogar beide Elternteile eine Hypertonie. Man nimmt heute an, dass bei ca. 40% der Hypertoniker eine erbliche Anlage für die Hochdruckentwicklung vorliegt. Die genaue Regulationsstörung ist bis heute nicht aufgeklärt. Es gibt aber vielfältige Hinweise dafür, dass eine gestörte Regulation der Salzausscheidung über die Niere die Ursache ist.

Bis heute gibt es keinen „Gentest", mit dem man die erbliche Belastung diagnostizieren und eine familiäre Hypertonie beweisen könnte. Ein wichtiger praktischer Hinweis ist die Tatsache, dass die Patienten mit familiärer Hypertonie in der Mehrzahl salzempfindlich sind, d.h. ihr Blutdruck steigt bei akuter und chronischer Erhöhung der Kochsalzaufnahme besonders stark an.

Im Laufe der Jahre entwickelt sich bei Nachkommen von Hypertonikern die Störung unter dem Einfluss dauerhaft erhöhten Kochsalzkonsums, insbesondere bei gleichzeitig geringer Kaliumzufuhr, und unter dem Einfluss anderer Faktoren wie Übergewicht, Bewegungsmangel und chronischem Stress zu einer dauerhaften Hypertonie.

WISSEN

Welche Kinder sollten vorbeugen?

Eine rechtzeitige Blutdruckkontrolle bei Kindern und Jugendlichen hypertensiver Eltern ist sehr sinnvoll, um die Entstehung der Hypertonie rechtzeitig erfassen zu können. Hier besteht eine sehr gute Chance der Vorbeugung:

- Kinder von hypertensiven Eltern sollten auf ihr Gewicht achten;
- Kinder von hypertensiven Eltern sollten wenig Kochsalz konsumieren;
- Kinder von hypertensiven Eltern sollten sich viel bewegen;
- Kinder von hypertensiven Eltern sollten ihren Blutdruck kontrollieren lassen.

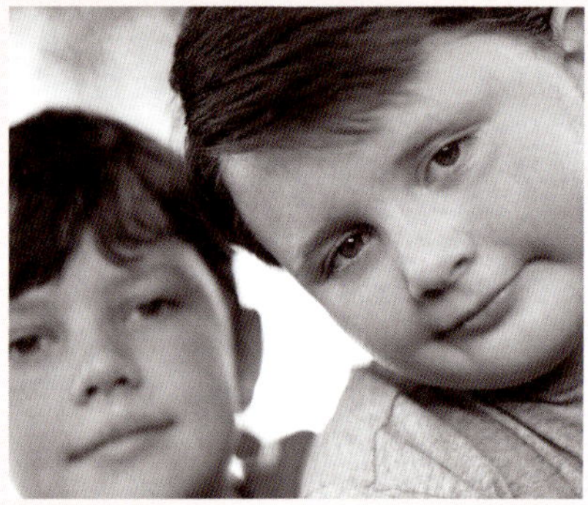

Bei familiärer Hypertonie ist es besonders wichtig, darauf zu achten, dass Ihr Kind nicht zu pummelig wird.

Warum eine gute Blutdruckeinstellung so wichtig ist

Wie Ihre Erkrankung verläuft, hängt im Wesentlichen davon ab, ob und welche Organe geschädigt werden und welche eventuellen Folgekrankheiten auftreten. Die mögliche Schädigung der Organe durch den Bluthochdruck spielt für den individuellen Krankheitsverlauf und seine Komplikationen die entscheidende Rolle.

Organschäden. Die wichtigsten Hypertonie bedingten Organschäden betreffen das Gehirn mit Schlaganfall und Entwicklung einer Demenz (Hirnleistungsschwäche), das Herz mit Schädigung des Herzmuskels und der Herzkranzgefäße, die Nieren und die Gefäße. Die generelle Gefäßschädigung kann auch die Geschlechtsorgane betreffen und zu Sexualfunktionsstörungen führen. Sogar Muskeldurchblutung und -stoffwechsel werden beeinträchtigt mit schwerwiegenden Folgen für den Zucker- und Fettstoffwechsel.

Je höher der Blutdruck und je länger er unbehandelt oder unzureichend behandelt ist, umso höher ist das Risiko und umso kürzer die Lebenserwartung. Die Lebenserwartung eines 30 – 40-jährigen Mannes mit einem Blutdruck von 150/100 mmHg, der unbehandelt bleibt, sinkt um 40%, d.h. die durchschnittliche Lebenserwartung sinkt von 76 auf 60 Jahre.

WICHTIG

Die Früherkennung und rechtzeitige Behandlung der Hypertonie ist entscheidend. Nur durch eine entsprechende Therapie kann die Entwicklung einer schweren Hochdruckkrankheit mit Organschäden und hohem Risiko vermieden und die Lebenserwartung wieder normalisiert werden.

Es gibt in der Medizin keine vergleichbare Erkrankung, die so relativ einfach zu behandeln ist und bei der der Langzeitnutzen durch die Behandlung so groß ist.

Wie kann man die Risiken abschätzen?

Die verschiedenen Risikofaktoren für Herz-Kreislauf-Erkrankungen wie Hypertonie, Diabetes, hohe Cholesterinwerte, Rauchen u. a. befallen unterschiedliche Gefäßregionen und Organe bevorzugt. Für das Gehirn und den Schlaganfall steht die Hypertonie als Risikofaktor ganz oben an. Die anderen Risikofaktoren folgen mit weitem Abstand. Für die Durchblutungsstörung der Beine spielt die Hypertonie als alleiniger Risikofaktor dagegen nur eine untergeordnete Rolle.

WICHTIG

Bei der individuellen Risikoabschätzung müssen stets alle Risikofaktoren berücksichtigt werden. Dies ist auch wichtig für die einzuschlagende Therapie.

Für die Herzkrankgefäße sind Nikotin, Diabetes, erhöhte Cholesterinwerte und andere Risikofaktoren noch wichtiger als die Hypertonie. Allerdings ist die Hypertonie für die direkte Schädigung des Herzmuskels und die Entwicklung einer Herzinsuffizienz wiederum der wichtigste Risikofaktor. Die Entwicklung einer hypertensiven Nierenschädigung verursacht nach heutigem Kenntnisstand viel häufiger als früher vermutet ein Nierenversagen. Die Schädigung der Organe erfolgt sowohl direkt durch den erhöhten Druck, zum Beispiel im Herzen und im Gehirn, als auch durch die Schädigung der arteriellen Gefäße und die Beschleunigung der Arteriosklerose.

Das Schlaganfallrisiko ist sehr hoch

Die Hypertonie ist der wichtigste und häufigste Risikofaktor für den Schlaganfall. Das gilt sowohl für den Schlaganfall, der durch eine Mangeldurchblutung bedingt ist, und 80% aller Schlaganfälle ausmacht, als auch für die Gehirnblutung (15%) und die so genannte Subarachnoidalblutung (5%).

WICHTIG

Die antihypertensive Behandlung ist sowohl in der Primärprävention zur Verhütung des Schlaganfalls, als auch in der Sekundärprävention nach erfolgtem und überlebtem Schlaganfall von allergrößter Bedeutung.

Dementsprechend ist die antihypertensive Therapie sehr erfolgreich in der Reduktion der Schlaganfallhäufigkeit. In den großen internationalen Therapiestudien zeigt sich konstant eine Reduktion von 40–50% in der Behandlungsgruppe im Vergleich zur Kontrollgruppe.

Demenz: Bluthochdruck beeinträchtigt die Hirnleistung auf lange Sicht

Unter Demenz versteht man eine Einschränkung der Hirnleistung, die deutlich über die altersbedingte (normale) Einschränkung hinausgeht.

Die Hypertonie ist ein zunehmend wichtiger Risikofaktor für die Entwicklung einer Demenz mit entsprechenden Hirnleistungsstörungen, wie sich in den letzten Jahren gezeigt hat. Entscheidend ist offensichtlich eine unzureichend behandelte Hypertonie im mittleren und fortgeschrittenen Lebensalter für eine spätere Demenzentwicklung im höheren Lebensalter. Die Hypertonie geht der Demenzentwicklung offensichtlich Jahrzehnte voraus. Das zeigt einmal mehr die Bedeutung einer langfristig guten Blutdruckeinstellung. Ein Blutdruckanstieg um 10 mmHg systolisch erhöht das Risiko für eine schwere Funktionseinschränkung des Gehirns um 9%. Erste Untersuchungen zeigen, dass durch eine antihypertensive Therapie diese Entwicklung verhindert werden kann.

Rechnet man die durch einen Schlaganfall entstandene Demenz hinzu, so ist die Hypertonie der häufigste Risikofaktor insgesamt für die Entwicklung einer Demenz.

Bluthochdruck schädigt das Herz

Die Schädigung des Herzens resultiert aus der erhöhten Druckbelastung der linken Herzkammer, der Begünstigung und Beschleunigung der Verkalkung der Herzkranzgefäße, und einer typischen Schädigung sehr kleiner Herzmuskelgefäße. Der Herzmuskel reagiert auf den erhöhten Blutdruck zunächst mit einer Verdickung. Im weiteren Verlauf kommt es zu einer Herzerweiterung und schweren Einschränkung der Herzfunktion (Herzinsuffizienz), mit Luftnot und Leistungsminderung insbesondere unter Belastung. Bereits im frühen Stadium der Herzschädigung kann eine typische Brustenge (Angina pectoris) unter körperlicher Belastung auftreten.

Die Hypertonie ist auch ein wesentlicher Risikofaktor für die Entwicklung einer Einengung der Aortenklappe (Aortenstenose) im höheren Alter.

WISSEN

Untersuchung des Herzens

Die zuverlässige Diagnose erfolgt mittels Elektrokardiogramm unter Belastung (Belastungs-EKG) und der Ultraschalluntersuchung des Herzens. Eventuell muss auch eine Herzkatheteruntersuchung durchgeführt werden, um die Herzkranzgefäße sicher beurteilen zu können.

Das Risiko für einen plötzlichen Herztod ist bei einer Herzmuskelverdickung um das Fünffache erhöht. Ursächlich hierfür sind sehr wahrscheinlich gefährliche Herzrhythmusstörungen, die häufiger bei Patienten mit Herzmuskelverdickung beobachtet werden. Ob eine Herzrhythmusstörung harmlos ist, was sehr häufig der Fall ist, oder schwer wiegend und behandlungsbedürftig ist, kann nur sicher nach Ableitung eines EKGs in Ruhe und evtl. eines Langzeit-EKGs über einen Tag beurteilt werden.

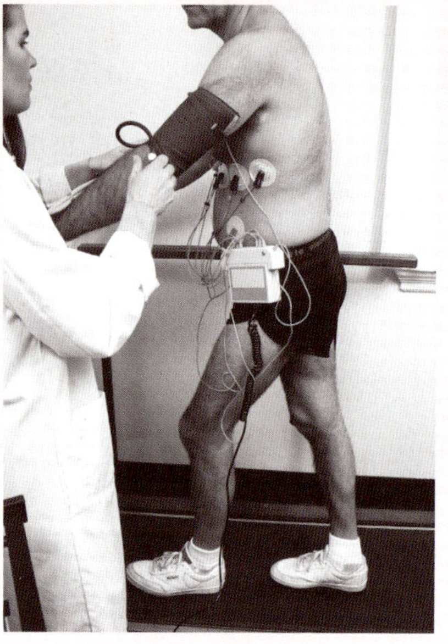

Um die Funktionsfähigkeit des Herzens zu untersuchen, wird ein Belastungs-EKG durchgeführt.

Behandlung einer Herzmuskelschwäche

Die antihypertensive Therapie kann die Vergrößerung des Herzmuskels und der Herzkammer zurückbilden und die Prognose der Patienten deutlich verbessern. Durch diese Therapie kann die Entwicklung einer schwer wiegenden Herzinsuffizienz sehr erfolgreich verhindert werden. Bemerkenswerterweise sind die beiden wichtigsten Herzmedikamente, nämlich Betablocker und ACE-Hemmer, ursprünglich Blutdrucksenker (Antihypertensiva). Diese Substanzen werden bei Herzinsuffizienz auch eingesetzt, wenn der Blutdruck im Normbereich ist. Es kommt dann zu keiner weiteren Blutdrucksenkung, die evtl. gefährlich sein könnte. Die Entlastung des Herzens durch diese Medikamente steht bei dieser Therapie im Vordergrund und führt zu einer deutlichen Verbesserung der Beschwerden und Einschränkungen des Patienten durch die Herzschwäche sowie zu einer signifikanten Lebensverlängerung.

Hypertonie kann zu Nierenversagen führen

Bluthochdruck ist ein wichtiger und zunehmend häufigerer Risikofaktor für die Entwicklung eines Nierenversagens bei Männern und Frauen. Die Hypertonie ist nach dem Diabetes inzwischen die zweithäufigste Ursache einer Niereninsuffizienz. Es handelt sich um eine meist fortschreitende Nierenschädigung, die durch eine Hypertonie verursacht, aufrechterhalten oder verschlimmert wird.

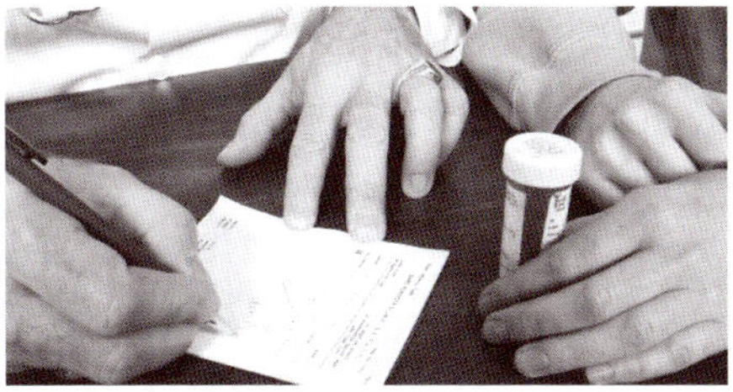

Kommt zum Bluthochdruck eine Nierenschädigung hinzu, ist eine konsequente medikamentöse Behandlung nötig.

WISSEN

Untersuchung der Nierenfunktion

Die Diagnose kann durch eine entsprechende Blutuntersuchung (erhöhter Kreatininwert) und eine Urinanalyse (erhöhte Eiweißausscheidung) relativ einfach gestellt werden.

Behandlung. Eine konsequente und sehr strenge antihypertensive Therapie, in der Regel als Mehrfachkombination verschiedener Substanzen (siehe Seite 129), kann das Fortschreiten der Niereninsuffizienz und der Eiweißausscheidung verhindern und die Prognose entscheidend verbessern. Dabei werden Zielblutdruckwerte von < 130/80 mmHg, bei erhöhter Eiweißausscheidung sogar < 125/75 mmHg, angestrebt.

Verengung einer Nierenarterie

Eine Verengung einer Nierenarterie (arteriosklerotische Nierenarterienstenose) kann sich z.B. als Folge einer lange Zeit unzureichend eingestellten primären Hypertonie, meist in Kombination mit anderen Risikofaktoren, insbesondere Rauchen, entwickeln.

Diese Gefäßverengung kann sich aber auch bei guter Blutdruckeinstellung durch Rauchen oder erhöhte Cholesterinwerte u. a. entwickeln, und zu einer relativ raschen Verschlechterung der Blutdruckeinstellung führen. Daher wird Ihr Arzt nach einer verengten Nierenarterie suchen, wenn Ihr Blutdruck trotz gleich bleibender Medikation und regelmäßiger Einnahme deutlich ansteigt, und die Einstellung Schwierigkeiten bereitet. Dies geschieht z.B. mit einer besonderen Ultraschalluntersuchung bzw. mit einer entsprechenden Röntgenuntersuchung.

Wie sich die Blutgefäße durch den Hochdruck verändern

Die Hypertonie führt an den arteriellen Gefäßen zu einer Verdickung der Gefäßwand und zu Auflagerungen, an denen sich Gerinnsel bilden können, die zu einer Verstopfung bzw. einem kompletten Verschluss des Gefäßes führen. Die beetartigen Ablagerungen in den Gefäßen (sog. Plaques) können aufbrechen und einen Gefäßverschluss verursachen. So entsteht z.B. ein Herzinfarkt.

Interessanterweise sind bei der Hypertonie die Gefäße, die das Gehirn und das Herz versorgen, sowie die große Körperschlagader (Aorta) bevorzugt betroffen. Während die Arterien der Beine durch die Hypertonie allein weniger geschädigt werden, es sei denn es treten andere Risikofaktoren wie Rauchen und Diabetes hinzu.

WICHTIG

Eine typische Hypertonie bedingte Gefäßkomplikation ist die krankhafte Erweiterung bzw. Aussackung der Hauptschlagader (Aortenaneurysma), mit der Gefahr der Zerreißung, die fast immer zum Tod führt.

Untersuchung. Selbst die frühen Gefäßschädigungen können heute relativ einfach mit der Ultraschalluntersuchung der Gefäße (Duplex- und Doppleruntersuchung), z.B. im Bereich der Halsschlagader, erfasst werden. Die Gefäßdicke sollte hier z.B. 0,9 mm nicht überschreiten.

Besteht eine systolische Blutdruckerhöhung mit niedrigem diastolischen Druck (so genannte isolierte systolische Hypertonie) ist das ein wichtiger und sicherer Hinweis auf eine bereits fortgeschrittene Schädigung der großen Arterien, im Sinne einer Arteriosklerose und Versteifung der Gefäßwand.

Schäden am Auge

Veränderungen der Blutgefäße sind mit dem Augenspiegel am Augenhintergrund relativ einfach zu erfassen. Dies ist nach wie vor die einzige Methode, um Gefäße direkt zu beobachten. Leider wird die Augenspiegelung heute in der Praxis aus Zeitgründen kaum noch durchgeführt.

Die Druckerhöhung bei Hypertonie führt zu einer Wandverdickung der Netzhautarterien. Blutungen am Augenhintergrund und Erblindung als Folge einer schweren Hypertonie sind heute erfreulicherweise sehr selten, weil die Hypertoniebehandlung heute rechtzeitiger und erfolgreicher durchgeführt wird als früher.

Einschränkungen der Sexualfunktion

Sexualfunktionsstörungen nehmen zwar mit dem Alter kontinuierlich zu, sind aber sehr häufig auch Folge von Risikofaktoren wie Rauchen, Diabetes, Übergewicht und Hypertonie.

Von Erektionsstörungen ist mehr als die Hälfte der Männer über 50 Jahre betroffen. Sexualfunktionsstörungen betreffen allerdings nicht nur Männer, sondern auch Frauen. Unbehandelte Hypertoniker haben signifikant häufiger eine Sexualfunktionsstörung im Vergleich zu Gleichaltrigen mit normalem Blutdruck. Als Ursache werden Durchblutungsstörungen in den Geschlechtsorganen und im Penisbereich angesehen. Einige Blutdruckmedikamente wirken sich auf die Sexualfunktion beim Mann günstig aus, während andere eine Sexualfunktionsstörung auslösen oder verstärken können.

WICHTIG

Falsche Scham

Die erektile Dysfunktion ist eine relativ häufige Nebenwirkung bei der Behandlung der Hypertonie. Das Thema wird aber aus falscher Scham häufig weder vom betroffenen Patienten noch vom behandelnden Arzt angesprochen. Ob bei Ihnen eine Erektionsstörung besteht, können Sie anhand des ausführlichen Fragebogens im Anhang selbst testen.

Die Ursachen

Warum leiden heutzutage so viele Menschen unter Bluthochdruck? Übergewicht, zu viel Salz, Alkohol und Stress sind nur einige der Gründe. Lesen Sie, wie unser Blutdruck mit unserem Lebensstil zusammenhängt.

Wie Gewicht und Blutdruck zusammenhängen

Wie wird der Blutdruck reguliert? Der Blutdruck wird u. a. durch eine Vielzahl von Hormonen im Zusammenspiel mit dem vegetativen Nervensystem, der Niere und den Gefäßen reguliert. Jede akute oder chronische Gefäßverengung führt zu einem Blutdruckanstieg. Wenn der Durchmesser der Blutgefäße eingeengt wird, steigt der Druck im Gefäßsystem und in den Organen wie Hirn, Herz und Nieren an. Akute Druckanstiege unter entsprechender körperlicher oder auch geistiger, mentaler oder emotionaler Belastung treten im Laufe des Tages häufig auf und sind normal: vorausgesetzt, der Blutdruck fällt nach der „Belastung" wieder auf das normale Niveau ab. Die Gefäßverengung folgt einem Impuls des sympathischen Nervensystems und einer entsprechenden Ausschüttung von Hormonen.

Bei der Hypertonie besteht eine Störung in der Feinabstimmung dieses Regelkreises. Es kommt immer häufiger zu einem überschießenden und lang anhaltenden Blutdruckanstieg und einer verzögerten Normalisierung. Schließlich bleibt der Blutdruck auf einem erhöhten Niveau fixiert. Hierfür gibt es vielfältige Ursachen.

Warum Übergewicht so schädlich ist. Übergewicht ist der häufigste und wichtigste Risikofaktor für die Entwicklung einer Hypertonie. Über die Hälfte der Hypertoniker ist übergewichtig. Andererseits beträgt die Hypertoniehäufigkeit bei der Adipositas über 50%. Blutdruck und Gewicht sind also sehr eng miteinander verbunden. Sie steigen und fallen gemeinsam! Der Blutdruck und die Hypertoniehäufigkeit steigen mit dem so genannten Body-Mass- Index (BMI) oder Körpermasseindex an. Dieselbe Beziehung besteht zwischen dem Körperfettgehalt und der Hypertoniehäufigkeit. Der BMI gibt genaueren

WISSEN

Berechnung des BMI

Der Body-Mass-Index errechnet sich nach der Formel:

$$\text{BMI} = \frac{\text{Körpergewicht (kg)}}{\text{Körpergröße (in Meter)}^2}$$

Eine Person mit 65 kg Körpergewicht und 1,70 m Körpergröße hat also einen BMI von 22,5 kg/m² (65/1,70 × 1,70 = 22,5).

WISSEN

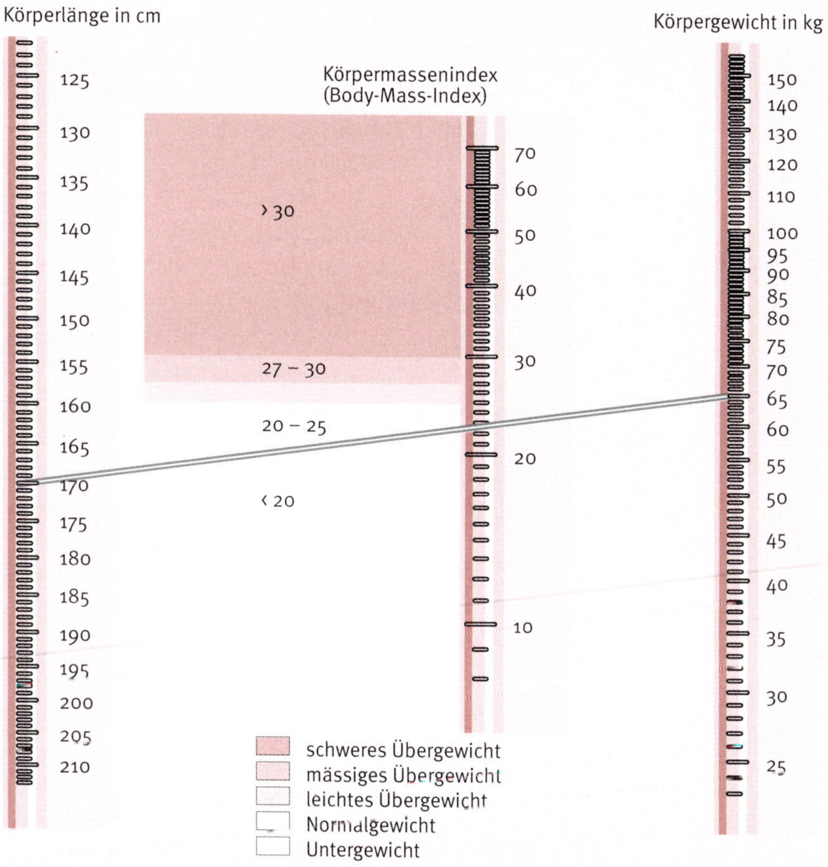

BMI	Gewichtsklasse
‹ 20,0	Untergewicht
20,0–24,9	Normalgewicht
25,0–29,9	Übergewicht
30,0–34,9	Fettsucht (Adipositas)
35,0–39,9	starke Fettsucht (Adipositas)
≥ 40,0	krankhafte Fettsucht (pathologische Adipositas)

Aufschluss über das individuelle Risiko als das Körpergewicht allein, denn beim BMI wird die Körpergröße bzw. Körperoberfläche mit berücksichtigt.

Anhand der Abbildung auf S. 33 können Sie Ihren BMI auch ohne komplizierte Rechnung bestimmen. Die früheren Vorstellungen von Ideal- und Normalgewicht gelten als überholt. Auch das heute gelegentlich propagierte „Wohlfühlgewicht" kann aus medizinischen Gründen nicht akzeptiert werden: Denn viele Übergewichtige meinen, weil sie sich körperlich wohl fühlen, bestehe keine Gefahr. Das ist natürlich ein Trugschluss. Früher oder später entwickelt sich mit Sicherheit eine Hypertonie, eine Zuckerkrankheit oder eine Fettstoffwechselstörung. Wenn Sie Ihren BMI ermittelt haben, finden Sie in der Abbildung auf Seite 33 Ihre entsprechende Gewichtsklasse. Von krankhaftem Übergewicht oder Adipositas sprechen wir bei einem BMI über 30. Spätestens ab hier ist eine Gewichtsreduktion medizinisch dringend angezeigt.

Warum erhöht das Körpergewicht den Blutdruck?

Eine Gewichtszunahme führt sowohl bei Menschen mit normalem als auch mit bereits erhöhtem Blutdruck zu einem Anstieg des Blutdrucks. Bei adipösen Kindern ist eine Hypertonie viermal häufiger als bei normalgewichtigen (53 bzw. 14%). In einer großen amerikanischen Untersuchung (Framingham-Studie) war die Hypertonie bei rund 70% der Männer sowie bei 61 % der Frauen alleine auf Übergewicht zurückzuführen. Eine Gewichtszunahme von 5 kg führte dabei zu einem Anstieg des systolischen Blutdrucks um durchschnittlich 4,5 mmHg.

In einer anderen großen amerikanischen Untersuchung an vielen Tausend Krankenschwestern (Nurses Health Study) führte eine Gewichtszunahme von 2,1–4,9 kg nach dem 18. Lebensjahr zu einem Anstieg des Hypertonierisikos um 29%, eine Zunahme von 5,0–9,9 kg zu einem Anstieg um 74%! Im Durchschnitt führte eine Gewichtszunahme um 1 kg zu einer Zunahme des Hochdruckrisikos um 5%. Die nebenstehende Grafik veranschaulicht den in der Studie gefundenen Zusammenhang zwischen dem Körpermasseindex (BMI) und dem Risiko für Bluthochdruck.
Folgende Faktoren fördern die Hypertonieentwicklung bei Adipositas: eine gesteigerte Aktivität des sympathischen Nervensystems, eine Erhöhung des Blutvolumens mit erhöhtem Schlagvolumen des Herzens, eine verminderte Kochsalzausscheidung über die Nieren

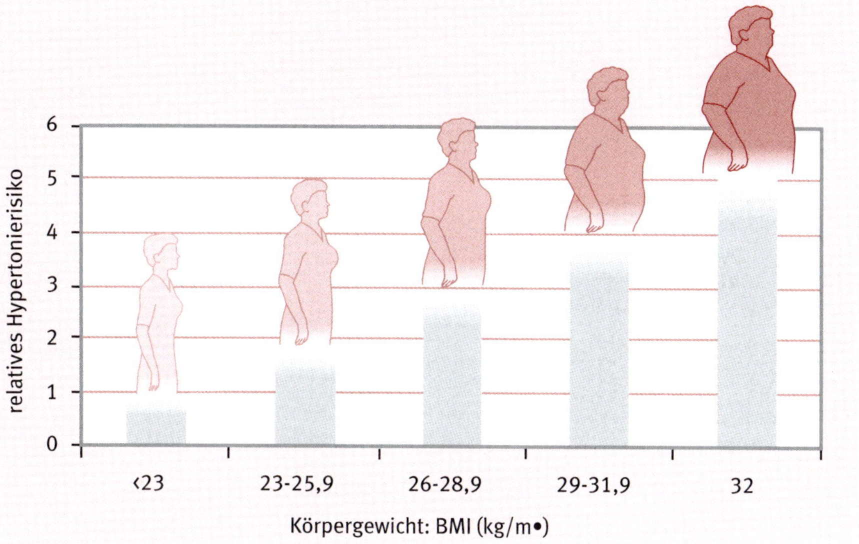

Zusammenhang zwischen Adipositas und Bluthochdruck: Je höher der BMI, desto größer ist das relative Hypertonierisiko (Daten der Nurse Health Study 1998).

und eine erhöhte Salzsensitivität. Parallel mit der erhöhten Sympathikusaktivität kommt es zu einer Steigerung der Herzfrequenz.

Zunahme des Blutvolumens. Die Zunahme des Blutvolumens kann bei schwerer Adipositas mehr als 40 % betragen. Der gleichzeitige Anstieg von Blutdruck und Herzfrequenz führt zu einer starken Belastung des Herzens. Insbesondere unter körperlicher Belastung kommt es bei übergewichtigen Personen zu einem überschießenden Anstieg von Blutdruck und Puls mit entsprechendem Risiko. Das Risiko wird deutlich vermindert, wenn der Blutdruck behandelt wird und ein angepasstes Ausdauertraining stattfindet.

Veränderungen der Nieren. Die Adipositas führt langfristig auch zu schweren Veränderungen der Niere mit Abnahme der Nierenfunktion. Damit wird die Hypertonie fixiert und tritt in ein anderes (chronisches) Stadium über.

WICHTIG

Die blutdrucksenkende Wirkung einer Gewichtsreduktion bei übergewichtigen Hypertonikern ist in vielen Studien sehr gut belegt: Pro 1 kg Gewichtsabnahme kann durchschnittlich eine Blutdrucksenkung von 1,0–2,0 mmHg systolisch und diastolisch erreicht werden.

Haben Sie eine Apfel- oder Birnenform?

Die Art der Körperfettverteilung ist sehr unterschiedlich und wichtig für das Risiko. Man spricht von einem weiblichen Fettverteilungsmuster bei Betonung der Hüften und weniger Fett im Bauchraum. Dieses Verteilungsmuster, auch Birnenform genannt, ist mit einem geringeren Herzinfarkt- und Hypertonierisiko verbunden als die typische männliche Fettverteilungsform, die so genannte Apfelform mit dickem Bauch. Natürlich kann die männliche Fettverteilung mit zunehmendem Gewichtsverlauf auch bei Frauen auftreten. Mit dem Maßband gelingt es sehr einfach, zwischen günstiger und ungünstiger Fettverteilung zu unterscheiden.

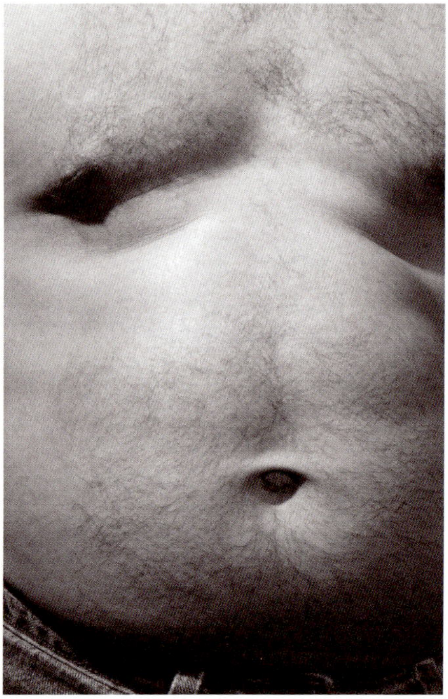

Ein dicker Bauch – die so genannte Apfelform – erhöht das Herzinfarkt- und Hypertonierisiko.

WICHTIG

Der Bauchumfang sollte bei Frauen unter 90 cm und bei Männern unter 100 cm liegen!

Der Bauchumfang ist entscheidend

Eine Reduktion des Umfanges um nur einen Zentimeter senkt das Risiko für Hypertonie, Diabetes und Herzinfarkt um 5 Prozent!

In jüngeren Jahren ist es normal, dass Frauen mehr „Hüftspeck" haben als Männer. Mit den Wechseljahren kommt es dann bei Frauen häufig zu einer Umverteilung von der Hüfte auf die Taille und den Bauch. Dies hat schwer wiegende Folgen für den Stoffwechsel und den Blutdruck. Es sind besonders die Fettdepots im Bauchbereich, die sowohl bei Frauen als auch bei Männern zu einer Störung des Stoffwechsels mit Erhöhung der Blutfette, des Zuckerspiegels und des Blutdrucks führen.

PRAXIS

Wie Sie Ihren Bauchumfang richtig messen

Der „Vorteil" des Risikofaktors „Bauchumfang" liegt im wahrsten Sinne des Wortes auf der Hand: Er kann mithilfe eines einfachen Maßbandes immer und überall bestimmt werden. Allerdings ist auch hier einiges zu beachten. Um zuverlässige und vor allem vergleichbare Ergebnisse zu erhalten, empfiehlt sich folgendes Vorgehen:

1. Richtiger Zeitpunkt

Wann soll gemessen werden?

- am Morgen
- vor dem Frühstück
- im Badezimmer
- unbekleidet
- vor dem Spiegel

2. Richtige Höhe:

Wo soll das Maßband angelegt werden? Dort, wo der Bauch den größten Umfang hat. Bei den meisten Menschen ist das etwa in Nabelhöhe. Individuelle Stelle suchen und merken!

3. Messung 1

Bauch ganz einziehen und messen

4. Messung 2

Bauch ganz hinausstrecken und messen

5. Messung 3

Bauch entspannen und Umfang in Mittellage messen. Diese Messung ergibt den wichtigsten Wert, für den auch die oben angeführten Zielwerte gelten. Es empfiehlt sich dennoch, auch die beiden anderen Werte zu notieren. Wenn die Differenz zwischen Ausatmen und Einatmen größer wird, so ist das oft ein Zeichen, dass man auf dem richtigen Weg ist.

6. Bauchumfang markieren

In Mittellage auf der Innenfläche des Maßbandes – am besten mit rotem Filzstift!

7. Markierung des Zielwertes

(100 cm bzw. 90 cm) an der Innenfläche des Gürtels – am besten mit grünem Filzstift!

8. Motivationsfoto

Machen Sie ein Foto von sich. Der Farbabzug/Ausdruck sollte möglichst groß sein (A4). Versuchen Sie sich vorzustellen, wie Ihr Bauch aussieht, wenn Sie den Zielwert erreicht haben. Zeichnen Sie die Kontur in Grün auf das Bild. Dieses Bild hängen Sie am besten im Badezimmer auf. Setzen Sie das Datum fest, bis wann Sie die neue Kontur erreicht haben wollen (realistisch ist 1 cm/Monat!).

Nach Prof. H. Kritz,
Lipidforum Österreich

Welche Rolle spielen weitere Faktoren?

Etwa die Hälfte der Hypertoniker ist salzsensitiv (salzempfindlich) und reagiert auf eine Salzreduktion der Kost mit einem deutlichen Blutdruckabfall. Salzsensitiv sind überwiegend

- Hypertoniker mit erblicher (familiärer) Hypertonie (hier liegt wahrscheinlich eine genetische Salzregulationsstörung vor),
- übergewichtige Hypertoniker,
- Diabetiker Typ 2,
- ältere Patienten,
- Hypertoniker mit schwarzer Hautfarbe.

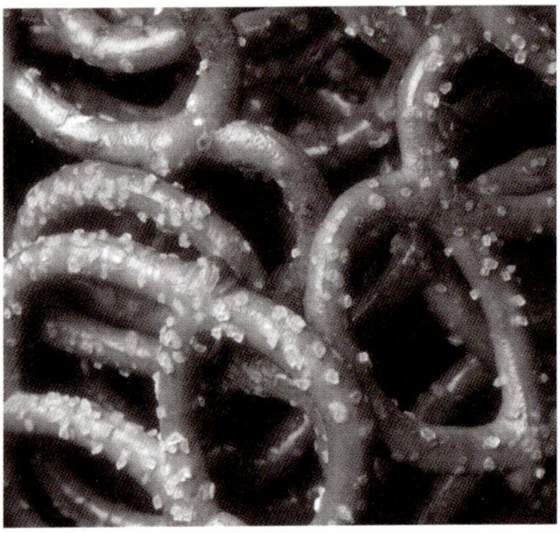

Auch alle medikamentös behandelten Hypertoniker profitieren von einer Salzreduktion. Diese führt zu einer verstärkten Wirkung der Blutdruckmedikamente, mit Ausnahme der Kalziumantagonisten (geringere Wirkung).

Die Messung der Salzsensitivität ist sehr aufwändig. Daher wird oben genannten Patienten ganz besonders zur Salzreduktion geraten.

Salzbrezeln sind lecker und werden gerne mal nebenbei geknabbert. 100 g davon enthalten jedoch schon mehr Salz (ca. 5 g), als wir an einem Tag essen sollten.

Wir salzen unsere Nahrung zu stark

Zu viel Kochsalz (Natrium-Chlorid) fördert die Zunahme der Blutmenge und die Bereitschaft der Blutgefäße zur Verengung. Beide Faktoren führen zum Blutdruckanstieg und dauerhaft zur Hypertonie.

Die durchschnittliche Salzzufuhr beträgt bei uns 12 g (2 Teelöffel) und ist damit 4fach höher als der Körper für die Aufrechterhaltung lebenswichtiger Funktionen braucht (1 Messerspitze entspricht 3 g). Die nebenstehende

Abbildung soll die Mengenverhältnisse veranschaulichen. Normalerweise wird das überschüssige Salz über die Nieren wieder ausreichend mit dem Urin ausgeschieden. Salzsensitive Patienten haben einen (oft angeborenen) Defekt der Salzausscheidung. Bei diesen Patienten kommt es über nervale und hormonelle Mechanismen zum Blutdruckanstieg und zur Hypertonie.

Hypertoniker sollten also möglichst wenig Salz konsumieren, insbesondere die o. g. Patientengruppen. Damit fällt der Blutdruck wieder ab. Bereits Kinder hypertensiver Eltern sollten auf ihren Salzkonsum achten, damit sich im Laufe des Erwachsenenalters möglichst keine Hypertonie entwickelt.

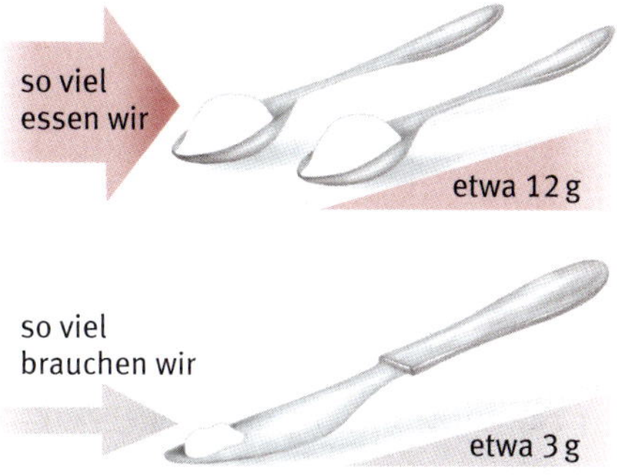

Wir essen 4-mal so viel Salz, wie wir brauchen.

Uns fehlt Kalium

Kalium ist ein Gegenspieler von Kochsalz und führt zur Blutdrucksenkung. Mit unserer täglichen Kaliumzufuhr liegen wir aber eher zu niedrig.

Ein wesentlicher Grund hierfür ist, dass beim Verarbeiten von Lebensmitteln Kaliumverluste auftreten, während Natrium über das Kochsalz reichlich zugeführt wird. Dadurch wird das Natrium/Kalium-Verhältnis ungünstig verändert. Früher betrug dieses Verhältnis in der Nahrung 1:16 (eins zu sechzehn). Durch die Industrialisierung der Lebensmittelproduktion und die Umstellung unserer Ernährung in den westlichen Ländern hat sich das Verhältnis auf 3:1 (drei zu eins) umgekehrt.

Kaliumreiche Ernährung (siehe Seite 79f) im Kindesalter kann z.B. eine spätere Hypertonieentwicklung evtl. verhindern; dies ist besonders wichtig für Kinder aus einer Hypertoniefamilie, die ein erhöhtes Hypertonierisiko haben.

Wie sich Alkohol auf den Blutdruck auswirkt

Bei geringem Alkoholkonsums besteht keine enge Beziehung zur Hypertonie. Als unbedenklich gelten für Männer 30 g Alkohol/Tag (das entspricht ca. 300 ml Wein oder 600 ml Bier) und für Frauen 20 g/Tag. Oberhalb eines Konsums von 30 g/Tag steigert jede zusätzliche Zufuhr von 10 g Alkohol am Tag den Blutdruck um durchschnittlich 1–2 mmHg.

Chronischer hoher Alkoholkonsum kann daher die Ursache für eine schwere Hypertonie sein. Es zeigt sich, dass nach Abstinenz bei diesen Patienten der Blutdruck deutlich absinkt und häufig Normalwerte erreicht. Ein völliger Verzicht auf Alkohol ist allerdings nur bei chronisch erhöhtem Konsum, Abhängigkeit und Alkholkrankheit erforderlich. Bei den meisten Patienten ist die Einschränkung des Alkoholkonsums auf ein niedrigeres und vernünftiges Quantum ausreichend. Dabei ist die individuelle Alkoholverträglichkeit auch hinsichtlich der Blutdruck steigernden Wirkung sehr unterschiedlich. Ähnlich wie beim Kochsalz gibt es wahrscheinlich auch alkoholsensitive Menschen, die eher mit einem Blutdruckanstieg reagieren. Der Blutdruckanstieg erfolgt über eine Aktivierung des sympathischen Nervensystems und die Stimulation einiger Blutdruck steigernder Hormone.

WISSEN

Bin ich alkoholabhängig?

Ein Alkoholiker ist typischerweise abhängig vom Alkohol. Die Sucht wird meist lange Zeit nicht wirklich als solche empfunden und verneint. Es gibt aber sehr starke Hinweise auf eine Alkoholabhängigkeit: Nach einer Untersuchung von A. Ewing kann sie durch die Beantwortung folgender Fragen diagnostiziert werden:

- Haben Sie jemals den Gedanken gehabt, Sie sollten mit dem Trinken aufhören?
- Haben Sie sich schon mal über Leute aufgeregt, die Ihr Trinken kritisiert haben?
- Haben Sie sich schon mal schuldig oder schlecht gefühlt, weil Sie trinken?
- Haben Sie schon mal morgens als Erstes einen Drink zu sich genommen, um „fit“ zu werden? Hierzu zählt auch das Sektfrühstück!

Falls Sie zwei Fragen mit Ja beantwortet haben, gehören Sie zu dem Kreis der Alkoholgefährdeten und sollten mit Ihrem Arzt darüber sprechen.

Kaffee beeinflusst den Blutdruck nicht so stark

Kaffeekonsum führt entgegen einer weit verbreiteten Meinung nicht zur manifesten Hypertonie. Wenn Sie Kaffee trinken, kommt es allenfalls zu einem geringen, vorübergehenden Blutdruckanstieg, der nur kurz anhält und unbedenklich ist. Bei regelmäßigem Kaffeekonsum treten keine relevanten Blutdrucksteigerungen auf, wenn eine gewisse Menge nicht überschritten wird. Dabei liegt die Grenze bei ca. drei Tassen pro Tag. Größere Mengen Kaffee, insbesondere in Kombination mit Stress (z.B. am Arbeitsplatz) und Rauchen, können dann sehr wohl dauerhaft den Blutdruck steigern.

Stress treibt den Blutdruck in die Höhe

Die folgende Abbildung stellt dar, über welche Wege Stress einen Blutdruckanstieg und eine Hypertonie verursachen kann. Diese Abläufe treffen sowohl auf akute Stressreaktionen mit nur kurzfristigem Blutdruckanstieg zu als auch auf chronische Stresssituationen mit der Entwicklung einer dauerhaften Hypertonie. Sind wir einem erhöhten Stress von außen ausgesetzt, erfolgt eine entsprechende bewusste oder meist unbewusste Verarbeitung über unser Gehirn. Diese Verarbeitung hängt von unserer Wahrnehmung und Bewertung des Stressfaktors bzw. der Stresssituation ab.

Ungesunde Stressverarbeitung

Unsere Stressverarbeitung kann gesund oder ungesund sein, entsprechend unserer Persönlichkeit, unserem Bewertungs- und Verarbeitungsmuster, unserer Einstellung und dem bewussten Umgang mit einer Situation. Bei „ungesunder Stressverarbeitung" kommt es zur körperlichen Stressreaktion über eine Aktivierung des sympathischen Nervensystems, des Kreislaufzentrums im Rückenmark, von Hormonsystemen in der Nebenniere, der Niere, dem Herzen und den Gefäßen. Die Folge all dieser Stimulationen ist ein Blutdruckanstieg bzw. eine Hypertonie.

WISSEN

Italienische Nonnen leiden nicht unter Hypertonie

Eine der eindruckvollsten Beispiele für die Bedeutung psychosozialer und emotionaler Faktoren bei der Entwicklung von Bluthochdruck ist die Untersuchung von Timio in einem italienischen Frauenkloster. Die Nonnen entwickelten über einen Beobachtungszeitraum von 20 Jahren keinen Blutdruckanstieg mit dem Alter, wohingegen in der Kontrollgruppe außerhalb der Klostermauern die bekannte Zunahme der Hypertonie mit dem Alter zu beobachten war. Zu Beginn der Untersuchung bestanden zwischen beiden Gruppen keine Unterschiede im Blutdruck, den Ernährungsgewohnheiten und genetischen (familiären) Hypertoniebelastung.

Die Ergebnisse sind nach Meinung von Timio Ausdruck des sicheren sozialen und emotionalen Rückhalts der Nonnen im Kloster, als Schutzfaktor vor einer Hypertonieentstehung zu werten.

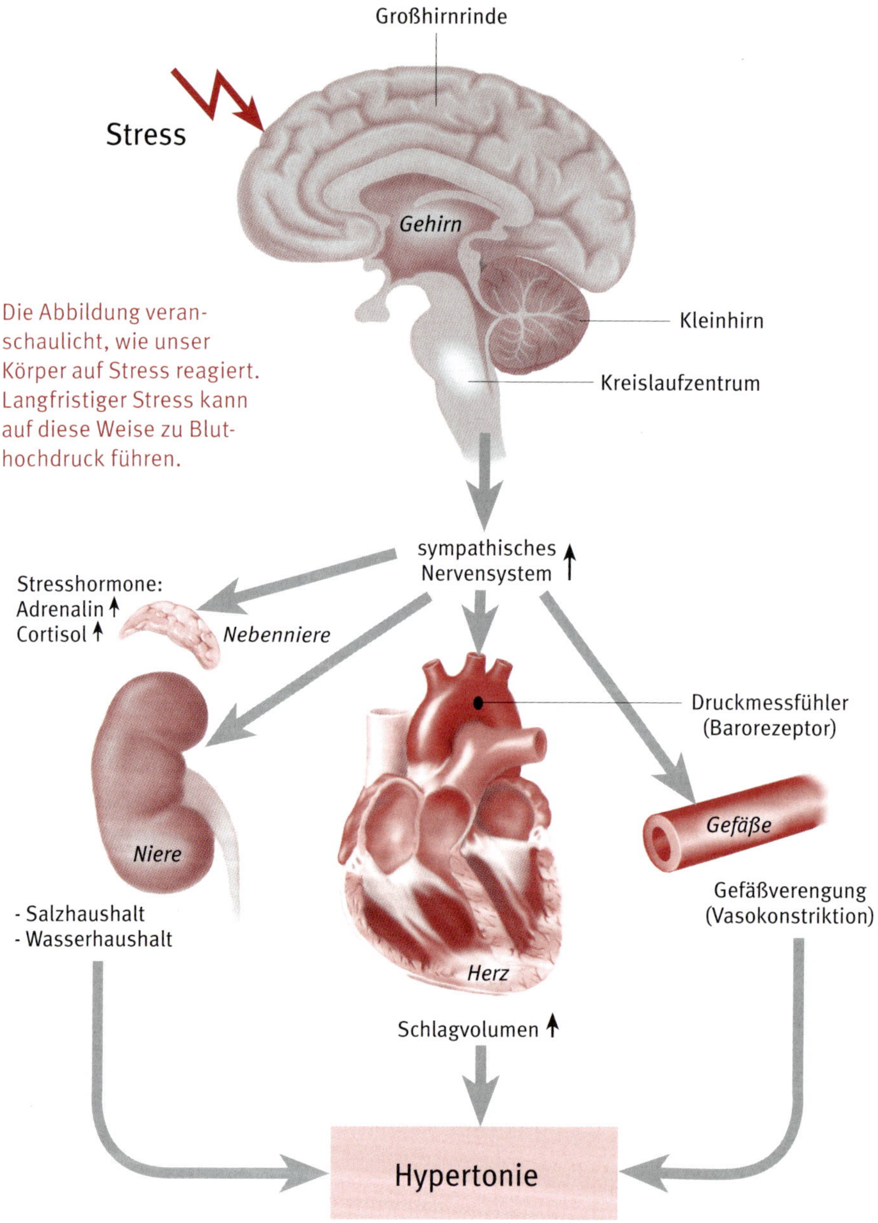

Die Abbildung veranschaulicht, wie unser Körper auf Stress reagiert. Langfristiger Stress kann auf diese Weise zu Bluthochdruck führen.

Ob der Blutdruck in einer Stresssituation ansteigt, wie hoch er ansteigt und wie lange er auf erhöhtem Niveau bleibt, hängt von unseren individuellen Stressverarbeitungs- und -bewältigungsmöglichkeiten und unseren Strategien im Umgang mit Stress ab.

Je bedrohlicher eine Situation empfunden wird, und je weniger Problemlösungen zur Verfügung stehen – ob vermeintlich oder tatsächlich –, umso ausgeprägter ist der Blutdruckanstieg. Je mehr Stressfaktoren (beruflich, familiär u. a.) zusammenkommen, je länger sie ungelöst bestehen und je weniger persönliche Fähigkeiten, Problemlösungsmöglichkeiten und Hilfe zur Bewältigung zur Verfügung stehen, umso größer ist die Wahrscheinlichkeit, dass sich eine dauerhafte Hypertonie entwickelt.

Menschen reagieren unterschiedlich auf Stress

Persönliche Aspekte und unterschiedliche subjektive Stressverarbeitungsmechanismen scheinen für die Blutdruckregulation und Hypertonieentwicklung unter mentalem Stress verantwortlich zu sein. Erste langjährige Beobachtungsstudien konnten den Zusammenhang zwischen psychosozialen Stressfaktoren, Persönlichkeitsmerkmalen, Stressverarbeitung und der Hypertonieentwicklung aufzeigen.

Die englische „Whitehall Studie" ging der Frage nach, ob man anhand der akuten Blutdruckreaktion auf mentalen Stress die spätere Entwicklung einer Hypertonie vorhersagen kann. Dazu wurden 796 Männern mittleren Alters (35 bis 55 Jahre) über 10 Jahre beobachtet. Und tatsächlich zeigte sich, dass das Ausmaß der systolischen Blutdruckreaktion auf akuten Stress, ebenso wie das Alter und die Höhe des Ausgangsblutdrucks, die Entwicklung einer Hypertonie voraussagen konnte.

Einige kleinere Studien zeigen einen deutlichen Zusammenhang zwischen einer hohen Arbeitsanforderung, einer hohen Verantwortung am Arbeitsplatz

STUDIE

Ungeduld und Zeitdruck sind Wegbereiter für Hypertonie

In der amerikanischen CARDIA-Studie (Coronary Artery Risk Development in Young Adults)-Studie wurden 3308 junge (18 bis 30 Jahre) schwarze und weiße Männer und Frauen über 15 Jahre untersucht. Es ging um die Frage, ob Zeitdruck und Ungeduld als Risikoverhalten die Entwicklung einer Hypertonie begünstigen. Es zeigte sich eine klare Beziehung: Je größer die Ungeduld, je mehr das Gefühl von Zeitdruck, umso größer ist die Wahrscheinlichkeit einer späteren Hypertonieentstehung.

in Kombination mit geringem Kontroll- und Entscheidungsspielraum und einer erhöhtem Sterblichkeit durch Herz-Kreislauf-Erkrankungen.

Was stresst uns?

gesellschaftlich:

- Benachteiligung durch niedrigen sozialen und/oder ökonomischen Status
- Bedrohung durch Änderungen in der sozialen Rangordnung
- Missverhältnis zwischen dem tatsächlichen Sozialstatus und dem erwünschten oder sogar vorgetäuschten Sozialstatus
- finanzielle Probleme und existenzielle Ängste

beruflich:

- Missverhältnis zwischen Anforderung und Kontrollmöglichkeit im Arbeitsprozess
- Zeitdruck, Hektik, Leistungsdruck, Schichtarbeit, Arbeitslosigkeit

familiär:

- familiäre Probleme
- Eheprobleme, Partnerproblematik
- Tod, Krankheit oder Pflegefall in der Familie u.a.m.

Persönlichkeitsmerkmale

Bei der hohen Hypertoniehäufigkeit und der Vielfalt persönlicher Charakteristika ist es schwierig, einige wenige charakteristische Gemeinsamkeiten von Hypertonikern zu finden. Für die Entstehung der Hypertonie sind viele verschiedene Faktoren verantwortlich. Es liegt auf der Hand, dass es nicht die **eine** Hypertonie-Persönlichkeit geben kann. Verschiedene Untersuchungen haben aber gewisse Persönlichkeitsmerkmale beobachtet.

Geringes Selbstwertgefühl. Hypertoniker erleben sich häufiger als unattraktiv, unbeliebt, missachtet, nicht durchsetzungsfähig und in ihrer Arbeit kritisiert. Dies schränkt das Selbstwertgefühl und das Vermögen, eigene Interessen im Leben durchzusetzen, erheblich ein. Hypertoniker sind daher auch sehr abhängig von ihrer Außenwelt und beugen sich deren Gegebenheiten. Dies wiederum führt zur Aggressionsunfähigkeit.

Verstärktes Kontrollbedürfnis. Äußerlich sichtbar wird das in erhöhter Eigenkontrolle, in einer übersteigerten Ordnungsliebe, in Beherrschtheit, übertriebener Wahrheitsliebe und Unfähigkeit zu impulsivem, spontanem Handeln.

Negatives Selbstbild. Hypertoniker beschreiben sich selbst aus übersteigerter

Selbstkritik heraus eher negativer, als es objektiv gerechtfertigt wäre. Das eigene Bild stimmt nicht mit dem Bild überein, welches die Mitmenschen von ihnen haben.

Depression und Angst. Bezüglich Kontaktverhalten und Aufgeschlossenheit unterscheiden sich Hypertoniker nicht von Menschen mit normalem Blutdruck. Da man bei ihnen jedoch häufiger Depressivität und Ängstlichkeit findet, suchen Hypertoniker sich eher eine schützende Außenbeziehung.

Seelische Verletzungen. So manche Ursache für eine spätere Hypertonieentwicklung liegt weit zurück in der Vergangenheit. Seelische Verletzungen und psychische Traumen in der Kindheit, Jugend oder frühem Erwachsenenalter können bei vielen Hypertonikern aufgespürt werden. Lange Zeit wurden diese Ereignisse verdrängt und erfolgreich unterdrückt. Irgendwann lässt jedoch die Fähigkeit zum Unterdrücken dieser Erinnerungen nach, sei es durch Ermüdung der Abwehrmechanismen oder durch andere und neue emotionale Verletzungen. Es kann dann sogar zu krisenhaften Blutdruckanstiegen kommen.

Das hier etwas düster gezeichnete psychologische Bild trifft natürlich nicht in jedem Punkt und in gleichem Maße auf alle Hypertoniker zu.

Beeinflusst das soziale Umfeld den Blutdruck?

Viele Faktoren im sozialen Umfeld können eine Hypertonieentwicklung begünstigen oder auslösen: besondere Belastungen im Privat- und Arbeitsleben, Konkurrenzsituationen, gestörte oder zerstörte soziale Ordnung.

Ungeklärt ist, ob sich die Zugehörigkeit zu einer bestimmten sozialen Schicht auf den Blutdruck auswirkt oder ob andere Fakto-

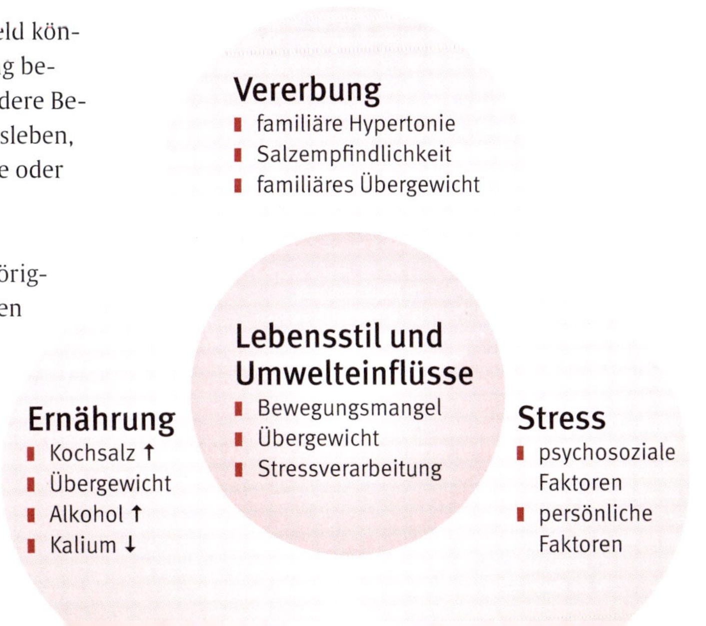
Vererbung
familiäre Hypertonie
Salzempfindlichkeit
familiäres Übergewicht
Lebensstil und Umwelteinflüsse
Bewegungsmangel
Übergewicht
Stressverarbeitung
Ernährung
Kochsalz ↑
Übergewicht
Alkohol ↑
Kalium ↓
Stress
psychosoziale Faktoren
persönliche Faktoren

Zusammenschau der verschiedenen Hypertonie-Faktoren.

ren wichtiger sind. Unstrittig ist, dass untere Gesellschaftsschichten weniger gesundheitsbewusst sind. Übergewicht, Bewegungsmangel und übermäßiger Alkoholkonsum sind häufiger und tragen mit zur Hypertonieentwicklung bei. Diese Faktoren wirken sich wahrscheinlich stärker auf den Blutdruck aus, als der Sozialstatus an sich.

Ein persönliches Missverhältnis zwischen dem tatsächlichen Sozialstatus und dem erwünschten oder sogar vorgetäuschten Sozialstatus kann zur schweren psychischen Dauerbelastung werden und sich Blutdruck steigernd auswirken.

Besondere Umweltbelastungen wie ständiger Lärm (z.B. Straßen- oder Fluglärm) und Hitze oder Kälte (z.B. am Arbeitsplatz) können sich ungünstig auf den Blutdruck auswirken. Die Abbildung auf Seite 45 zeigt die verschiedenen Faktoren, die zu Bluthochdruck führen können.

Zahlreiche Medikamente erhöhen den Blutdruck

Eine Reihe ganz verschiedener Medikamente hat eine Blutdruck steigernde Wirkung als Nebenwirkung. Sie können eine Hypertonie auslösen oder bei bestehendem Hochdruck zu einer Verschlimmerung führen bzw. die Wirkung der Blutdruckmedikamente abschwächen.

Verhütungsmittel. Zuerst sind die Ovulationshemmer (Pille) zu nennen. Bei jungen Frauen ist „die Pille" nach wie vor wohl die häufigste Ursache für eine Hypertonie, insbesondere nach jahrelanger Einnahme. Der Verdacht besteht insbesondere dann, wenn keine anderen Hypertonieursachen vorliegen. Erst der kontrollierte Absetzversuch, natürlich nach entsprechender frauenärztlicher Beratung, kann den Verdacht bestätigen. Der Blutdruck sollte sich spätestens 2–3 Monate nach Absetzen normalisieren.

Unerwünschte Nebenwirkungen

Wenn Ihr Blutdruck schlecht eingestellt ist, insbesondere wenn die bisherigen Blutdruck-Medikamente nicht mehr ausreichen oder eine angebliche Therapieresistenz vorliegt, könnte dies an weiteren Medikamenten liegen, die Sie gegen andere Krankheiten einnehmen, z. B. Schnupfen- oder Rheumamittel.

Schnupfenmittel. Bestimmte Substanzen sind häufig auch in frei verkäuflichen abschwellenden Nasentropfen, Schnupfenmittel und Augentropfen enthalten. Die Gefäß verengenden Sub-

Medikamente und Substanzen mit Blutdruck steigernder Wirkung

Sexualhormone
Ovulationshemmer („Pille")
weibliche Sexualhormone
Androgene (männl. Sexualhormone)
adrenerge Substanzen (auch rezeptfrei)
Ephedrin (Nasentropfen, -spray, Asthmamittel)
Phenylpropanolamin (Appetitzügler)
Pseudoephedrin (Schnupfenmittel)
Phenylephrin (Augentropfen)
nichtsteroidale Antirheumatika Immunsuppressiva
Corticosteroide
Ciclosporin A
Antidepressiva
MAO-Hemmer
trizyklische Antidepressiva
verschiedene Medikamente
Ergotamin-Alkaloide (Migränemittel)
Phenacetin (nicht mehr im Handel)
Disulfiram (Alkoholentwöhnungsmittel)
Erythropoetin (Medikament zur Stimulation der Blutbildung)
andere Substanzen
Kokain
Lakritze
Vitamin-D-Vergiftung
Schwermetalle (Blei, Kadmium, Kupfer bei entspr. beruflicher Exposition)

stanzen können zu erheblichen Blutdruckanstiegen und hypertensiven Krisen führen, die evtl. sogar einen Schlaganfall auslösen können.

Rheumamittel. Mit zunehmendem Alter steigt insbesondere der Verbrauch an Antirheumatika und Schmerzmitteln zur Behandlung von Arthrose- und Arthritisbeschwerden. Insbesondere bei Patienten mit Hypertonie können diese Substanzen zu einer Blutdrucksteigerung führen, und einen bisher gut eingestellten Blutdruck verschlechtern. Dieser Effekt ist insbesondere bei Patienten unter einer Therapie mit Betablockern und ACE-Hemmern zu beobachten.

Andere Substanzen. Auch der regelmäßige Konsum größerer Mengen Lakritze, Pastis oder Kautabak kann zur Hypertonie führen. Die hierin enthaltene Glyzyrrhetinsäure hat einen Blutdruck steigernden Effekt. Kokainkonsum kann ebenfalls zur Blutdruckerhöhung führen.

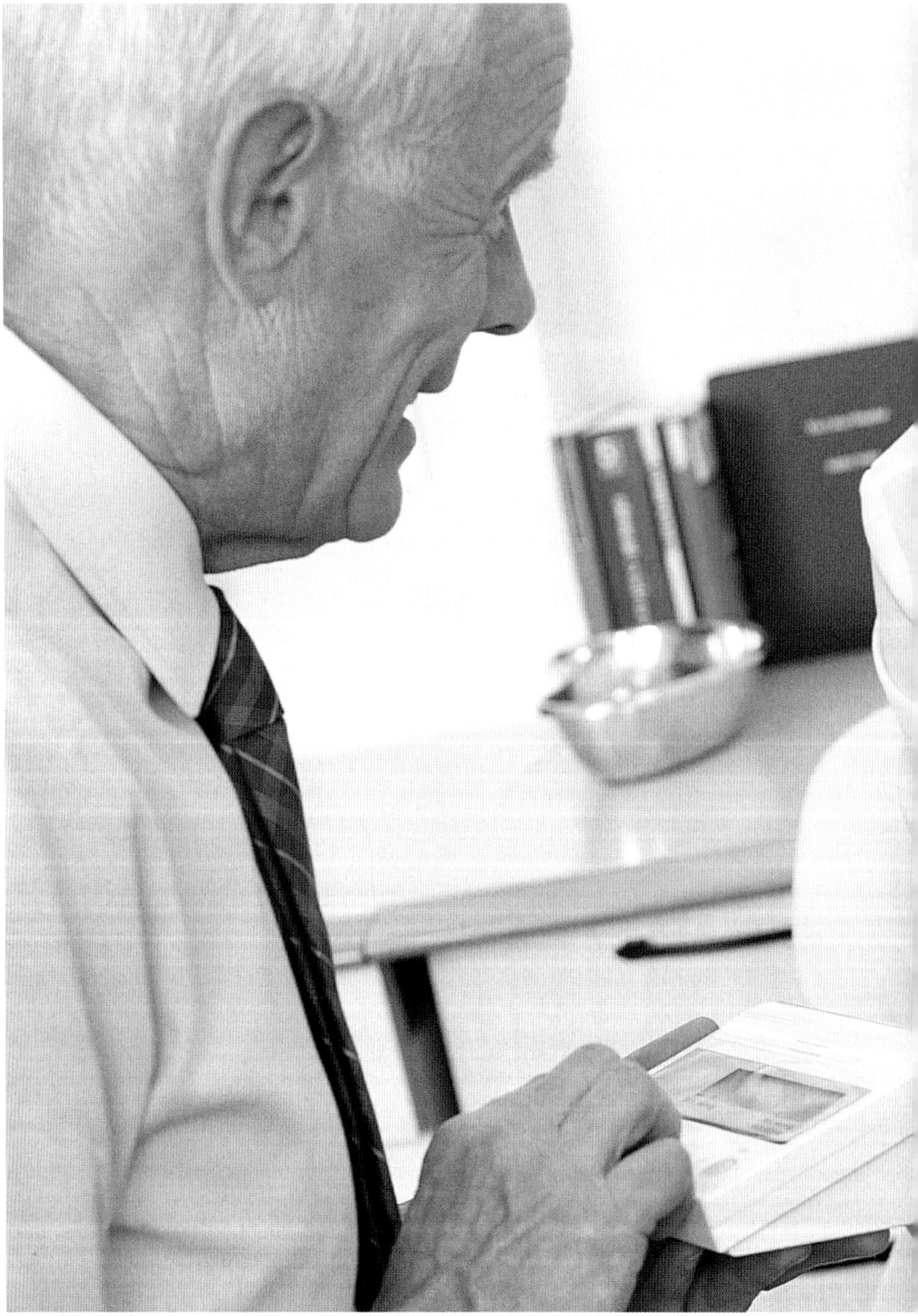

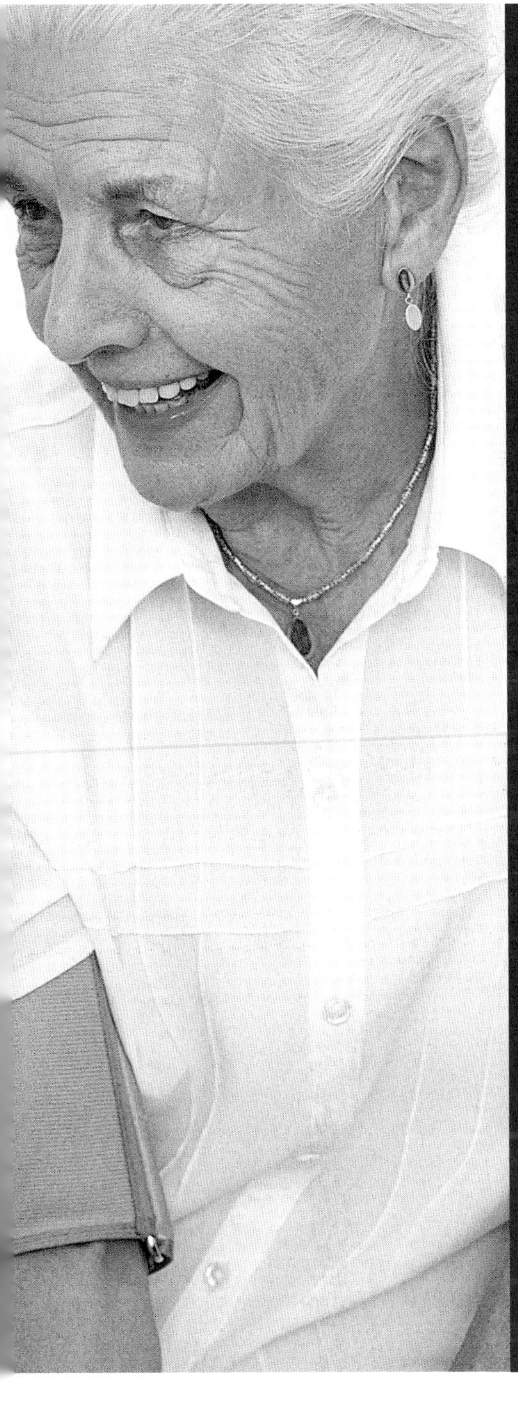

Blutdruck messen und bewerten

Es gibt zahlreiche Blutdruckgrenzwerte abhängig vom Alter, von Begleiterkrankungen usw. Welcher Grenzwert für Sie gilt und was Sie bei der Blutdruckmessung zu Hause beachten sollten.

Die Einteilung des Blutdrucks

Die Klassifikation der verschiedenen Blutdruckgrenzwerte ist heutzutage leider etwas unübersichtlich. Denn es gelten verschiedene Grenzwerte für Erwachsene und Kinder, für Patienten mit oder ohne Begleiterkrankungen, für die Messung beim Arzt oder zu Hause. Noch dazu ist der Blutdruck natürlichen Schwankungen im Tagesverlauf unterworfen.

WISSEN

Was ist eigentlich Blutdruck?

Die Blutgefäße des Körpers bilden ein weit verzweigtes, flexibles Rohrsystem, in dem das Blut zirkuliert. Es wird vom Herzen in den Körperkreislauf gepumpt, versorgt die Organe mit Sauerstoff und Nährstoffen und transportiert Abfallprodukte ab. Im arteriellen Teil des Körperkreislaufs – vom Herzen weg – herrscht ein höherer Druck als im venösen Teil – zum Herzen hin.

Die Blutdruckmessung mit der Manschette sagt etwas über den Druck im arteriellen Teil aus. Das Herz, das sich wie jeder Muskel anspannen und entspannen kann, pumpt das Blut in die Arterien. Mit den Anspannungs- und Entspannungsphasen des Herzmuskels steigt und fällt dort der Druck. Die dadurch entstehende Druckwelle kann man als Puls tasten.

Auch die Blutgefäße können Druck ausüben. Besonders die Arterien können sich verengen oder erweitern. Verengt sich das Gefäß, steigt der Druck an, erweitert es sich, fällt er ab.

Der Blutdruck ist also abhängig von

- dem Durchmesser und der Elastizität der Gefäße und
- der Pumpleistung des Herzens.

Bei der Blutdruckmessung werden der systolische Druck und der diastolische Druck ermittelt. Der systolische Druck ist der maximale Druck des Herzens während der Pumpphase (Systole), und der diastolische Druck ist der niedrigere Druck, der während der Entspannung und der Füllphase des Herzens (Diastole) vorliegt.

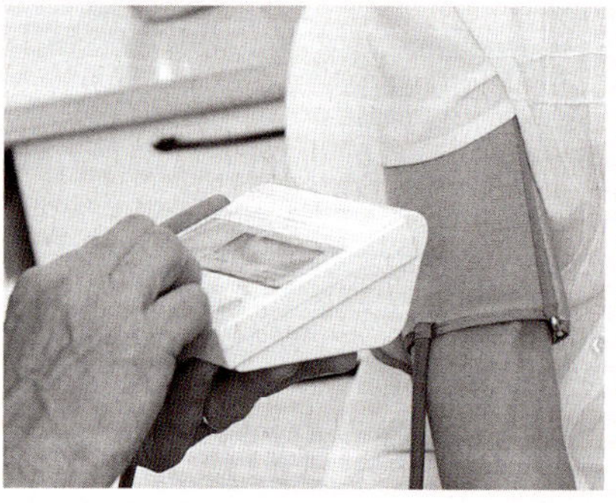

Welche Kategorien gibt es?

Die WHO und ISH (International Society of Hypertension) haben bereits vor Jahren den „optimalen" Blutdruck bei Werten < 120/80 mmHg definiert. Optimal bedeutet: In diesem Bereich besteht für alle (!) Altersklassen das geringste Risiko.

Als manifeste Hypertonie gilt nach wie vor ein Blutdruck > 140 mmHg systolisch und/oder > 90 mmHg diastolisch, ermittelt bei mindestens zwei Messungen (z.B. beim Arzt in der Praxis) an zwei unterschiedlichen Tagen.

Dies ist aus heutiger Sicht, und insbesondere angesichts der Möglichkeiten der Blutdruck-Langzeit-Messung über 24 Stunden, ein sehr niedriger Standard. Diese Definition bezieht sich streng genommen auf die konventionelle, manuelle und auskultatorische Messung (mit dem Stethoskop) durch den Arzt.

Je höher der Blutdruck, desto dringender müssen Sie handeln

Je höher der Blutdruck, umso höher das Risiko und umso schlechter die Prognose. Zahlreiche epidemiologische Studien haben gezeigt, dass der systolische und diastolische Blutdruck einen kontinuierlichen und mit der Höhe steil ansteigenden Risikofaktor für Herz-Kreislauf-Erkrankungen darstellt. Dies gilt bereits für Blutdruckwerte im noch normalen Bereich: Das Risiko steigt bereits aus

Definition und Klassifikation von Blutdruckbereichen*

Blutdruck (in der Arztpraxis)	systolisch**	diastolisch**
optimal	< 120	< 80
normal	< 130	< 85
noch normal	130–139	85–89
leichte Hypertonie (Schweregrad 1)	140–159	90–99
mittelschwere Hypertonie (Schweregrad 2)	160–179	100–109
schwere Hypertonie (Schweregrad 3)	> 180	> 110
isolierte systolische Hypertonie	> 140	< 90

* in Anlehnung an die Empfehlungen der WHO und ISH und der Deutschen Hochdruckliga.
** wenn systolischer und diastolischer Blutdruck bei einer Person in unterschiedliche Bereiche fallen, ist der höhere Wert wichtiger.

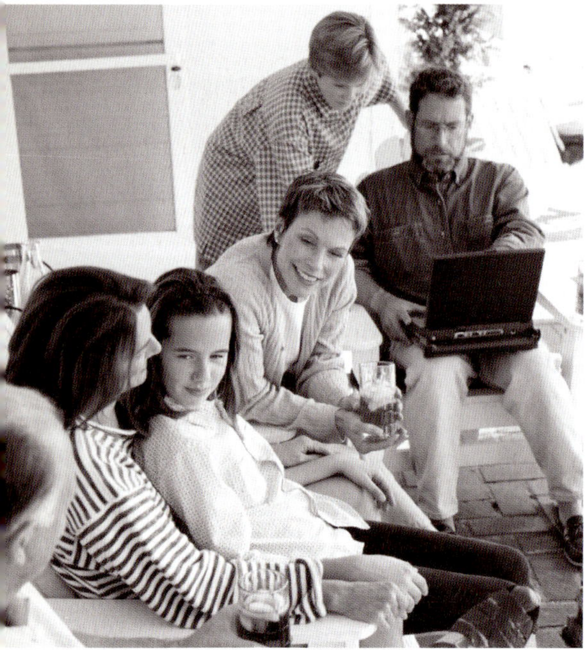

Je nach Alter, Gesundheitszuständen und möglichen Begleiterkrankungen gelten ganz unterschiedliche Richtwerte für den Blutdruck.

dem normalen Blutdruckbereich, d.h. bereits bei Werten ab 115 mmHg systolisch und 75 mmHg diastolisch an. Es ist daher willkürlich und vielleicht auch unsinnig, überhaupt einen normalen Blutdruck definieren zu wollen. Es wird aber verständlich, warum ein Blutdruck < 120/80 mmHg heute als optimaler Blutdruck bezeichnet wird. In diesem Bereich besteht das geringste Risiko für alle Alterklassen, also von 18–80 Jahren.

Das Risiko an einer Herzerkrankung zu sterben, steigt mit dem Blutdruck an. Diese Beziehung besteht ebenso für Schlaganfälle und Niereninsuffizienz. Das Risiko, z.B. für die Herzkranzgefäßerkrankung, steigt mit dem Alter deutlich an. Unabhängig davon besteht aber in jeder Altersklasse eine deutliche Beziehung zwischen Blutdruckhöhe und Sterblichkeit.

Die Kategorisierung in optimalen, normalen, noch-normalen und erhöhten Blutdruck unterstreicht, dass es keine klare Grenze zwischen normalem und erhöhtem Blutdruck gibt. Die WHO/ISH hat in ihren Hypertonie-Leitlinien von 1999 erstmalig die Kategorien optimaler, normaler und noch-normaler Blutdruck eingeführt. Diese Klassifikation ist auch von der Deutschen Hochdruckliga und der Europäischen Hypertoniegesellschaft übernommen worden. Mit den weiteren Kategorien der drei Hypertonieschweregrade und der isolierten systolischen Hypertonie bei Älteren kam so eine etwas unübersichtliche Klassifikation zustande. Die WHO/ISH hat aber klare Aussagen mit diesen Kategorien verbunden:

Was bedeutet „noch normaler Blutdruck“ für mich?

Eine Risikoerhöhung, z.B. bei noch normalem Blutdruck (130–139/85–89 mmHg), bedeutet noch nicht automatisch im Umkehrschluss auch eine Risikoreduktion durch eine Blutdruck-

Blutdruckkategorien für Erwachsene

‹ 120/80 mmHg	130–139/85–89 mmHg	130–139/85–89 mmHg	140–159/80–99 mmHg	160–179/100–109 mmHg	› 180/110 mmHg
optimal	normal	noch normal	leichte Hypertonie	mittelschwere Hypertonie	schwere Hypertonie
niedriges Risiko für schwer wiegende Ereignisse, wie Schlaganfall, Herzinfarkt, Niereninsuffizienz u. a.	diese Werte sollten vor allem bei erhöhtem Risiko (z.B. Hypertonie plus Diabetes oder Niereninsuffizienz) angestrebt werden	erhöhte Aufmerksamkeit und regelmäßige Blutdruckkontrolle; Patienten mit erhöhtem Risiko, wie Diabetiker, Nierenkranke, Schwangere, sollten behandelt werden	die Behandlung sollte mit Allgemeinmaßnahmen beginnen; ist damit keine Blutdruck-Normalisierung zu erreichen, evtl. medikamentöse Therapie	eine medikamentöse Behandlung wird wahrscheinlich unvermeidlich sein, Allgemeinmaßnahmen sind zusätzlich sehr erfolgreich	relativ bald Beginn einer medikamentösen Therapie, zusätzlich Allgemeinmaßnahmen

senkung in diesen Bereich. Hierzu liegen bisher keine Therapiestudien vor. Behandelt werden sollten aber Patienten mit erhöhtem Risiko, von denen bekannt ist, dass durch eine besonders strenge Blutdruckeinstellung ihr erhöhtes Risiko auch bei noch normalem Blutdruck gesenkt werden kann (z.B. Diabetiker, Nierenkranke, Schwangere). Wir wissen, dass es insbesondere bei hypertensiven Diabetikern lohnt, den diastolischen Blutdruck nicht nur auf 90 mmHg zu senken, sondern auf 80 mmHg, um eine weitere Risikoreduktion zu erreichen.

Wenn Ihr Blutdruck im noch normalen Bereich liegt, gilt es, auf weitere Risikofaktoren zu achten, Folgeerkrankungen am Herzen und den Gefäßen abzuklären, und im Einzelfall auch über eine Therapie zu entscheiden. Auf jeden Fall sind weitere Kontrollen notwendig, um ein eventuelles Ansteigen des Blutdrucks zu erfassen.

Was bedeutet eine „leichte Hypertonie“ für mich?

Für eine medikamentöse Behandlung der leichten Hypertonie sprechen einige

Studien. Insbesondere, wenn weitere Risikofaktoren wie Diabetes, Herz- oder Niereninsuffizienz oder eine Schwangerschaft vorliegen (siehe auch Tabelle). Wenn Sie keine zusätzlichen Risiken oder Folgeschäden haben, sollten Sie versuchen, Ihren Blutdruck mit allgemeinen Maßnahmen zu senken .

Was bedeutet die Erhöhung nur eines Wertes für mich?

Für die Diagnosestellung, Therapieindikation und -kontrolle sind beide Blutdruckwerte, also systolischer und diastolischer Messwert, wichtig und sollten dementsprechend ernst genommen und berücksichtigt werden. Die Bedeutung des systolischen Blutdrucks nimmt mit steigendem Lebensalter zu. Dies betrifft besonders die isolierte systolische Hypertonie im Alter. Hier hat der systolische Blutdruck die größte prognostische Wertigkeit. Eine (isolierte) diastolische Hypertonie kann dagegen insbesondere in jüngeren Jahren, zu Beginn der Hochdruckkrankheit auftreten.

Dieser Beginn wird aber häufig nicht erfasst, da er meist stumm, d.h. ohne Beschwerden verläuft. Im weiteren Verlauf kommt es dann häufig zur systolischen und diastolischen Hypertonie. Die isolierte systolische Hypertonie entwickelt sich nicht zwangsläufig aus einer früheren Hypertonie, sondern betrifft ein eigenes Kollektiv älterer Patienten und mit einer anderen Hypertonieentstehung. Die Hypertonie ist hier bereits Folge des arteriosklerotischen Schadens an den großen Gefäßen. Das bedeutet auch, dass mit der Feststellung einer isolierten systolischen Hypertonie bereits ein Gefäßschaden diagnostiziert wird.

Grenzwerte für Kinder

Natürlich gelten für Kinder andere Blutdruckwerte und Blutdruckgrenzen. Ab dem 12. Lebensjahr gilt allerdings bis ins hohe Alter die gemeinsame Grenze von 140/90 mmHg. Bei dauerhafter Überschreitung dieser Grenze sprechen wir von einer manifesten Hypertonie.

Obere Normgrenzen desBlutdrucks bei Kindern und Jugendlichen

Alter (Jahre)		Blutdruck (mmHg)
Säuglinge	< 1	< 120 systolisch
Kleinkinder	2–5	< 125/75
Schulkinder	6–11	< 135/80
Jugendliche	> 12	< 140/90

Welchen Zielblutdruckwert sollten Sie erreichen?

Unter den Zielblutdruckwerten verstehen wir die Blutdruckgrenzen, die durch eine adäquate Therapie erreicht bzw. unterschritten werden sollten.
In Abhängigkeit vom Risiko und von Begleiterkrankungen werden von den medizinischen Fachgesellschaften unterschiedliche Therapieziele empfohlen. Für die meisten Hypertoniker ist das Therapieziel eine Blutdrucksenkung unter 140/90 mmHg. Da Diabetiker durch hohen Blutdruck besonders gefährdet sind, und von einer sehr guten Blutdrucksenkung besonders profitieren, ist das Therapieziel für sie ein Blutdruck < 130/85 mmHg. Bei Patienten mit einer Niereninsuffizienz und/oder erhöhter Eiweißausscheidung werden noch niedrigere Blutdruckziele definiert:

Zielblutdruckwerte

Begleiterkrankung	Zielblutdruck in mmHg
keine	< 140/90
Diabetiker	< 130/85
Niereninsuffizienz	< 130/80
Eiweißausscheidung (> 1g/Tag)	< 125/75

Blutdruckmessung

Die o. g. Blutdruckgrenzwerte und Blutdruckbereiche beziehen sich auf die Messung beim Arzt. Die selbst gemessenen Blutdruckwerte zu Hause sind durchschnittlich etwas niedriger.

WICHTIG

Der Blutdruck ist ständig „in Bewegung", d.h. Blutdruckschwankungen sind etwas ganz Normales. Daher ist es wichtig, den Blutdruck häufiger zu messen. Die besten Vergleichswerte ergeben sich, wenn unter den gleichen Bedingungen, z.B. nach 5-minütiger Ruhe und zur gleichen Tageszeit gemessen wird.

Hier gilt als obere Normgrenze 135/85 mmHg entsprechend der Grenze von 140/90 mmHg in der Praxis. Die Situation in der Praxis oder Klinik führt bei den meisten Menschen zu einem durchschnittlich etwas höheren Blutdruck (sog. Praxis- oder Weißkitteleffekt).

Die normalen Blutdruckschwankungen wecken bei den betroffenen Patienten immer wieder Erstaunen und gelegentlich auch Zweifel an der Korrektheit der Geräte, bzw. der ermittelten Werte. Die beste und objektivste Blutdruckmessung ist die Langzeitmessung über 24 Stunden mit einem kleinen tragbaren Gerät (s. u.).

Warum Sie Ihren Blutdruck selbst kontrollieren sollten

Die Blutdruckselbstmessung hat einen sehr hohen Stellenwert und trägt deutlich zur besseren Blutdruckeinstellung bei. Entsprechende Studien aus den letzten Jahren haben gezeigt, dass eine antihypertensive Therapie, die die selbst gemessenen Werte berücksichtigt, zu einer besseren Einstellung des Blutdrucks führt, im Vergleich zu der Steuerung der Therapie durch die Praxiswerte allein.

Die Selbstmessung ist besonders hilfreich, wenn eine Hypertonietherapie eingeleitet bzw. geändert wird. Mit der Selbstmessung können Sie den Therapieeffekt sowohl durch eine medikamentöse Therapie als auch durch Allgemeinmaßnahmen selbst kontrollieren und bewerten. Darüber hinaus gewinnen Sie mit der Selbstmessung an verschiedenen Tagen (Alltag, Wochenende, Urlaub), in verschiedenen Situationen und zu unterschiedlichen Zeitpunkten einen besseren Einblick in Ihre eigene individuelle Blutdruckreaktion.

Immer zur selben Zeit messen

Für vergleichende Untersuchungen, z.B. auch zur Beurteilung einer medikamentösen Therapie, sollte stets unter den gleichen Bedingungen und zur gleichen Uhrzeit gemessen werden. Dabei ist zu beachten, dass für den selbst gemessenen Blutdruck unter Ruhebedingungen die obere Grenze bei 135/85 mmHg liegt. Liegt Ihr Blutdruck ständig über dieser Grenze, haben Sie eine manifeste Hypertonie bzw. Sie sind nicht ausreichend behandelt.

Wie oft und wann Sie messen sollten

Es wird empfohlen bei Einleitung der Therapie oder bei einer Therapieumstellung den Blutdruck zweimal im Abstand von 2 Minuten am Morgen direkt nach dem Aufstehen und unmittelbar vor der Tabletteneinnahme über mehrere Tage zu kontrollieren. Um die Medikamentenwirkung zu messen, können Sie 2 bis 3 Stunden nach der Einnahme nochmals kontrollieren. Hat sich der Blutdruck stabilisiert und sind Sie gut eingestellt, können Sie die Selbstmessung auf einmal pro Woche beschränken. Zusätzlich können Sie den Blutdruck in besonderen Situationen messen, z.B. wenn Kopfschmerzen, Schwindel, Luftnot oder andere Symptome auftreten, die evtl. mit zu hohem oder auch niedrigem Blutdruck im Zusammenhang stehen. Tragen Sie die gemessenen Werte in Ihren Blutdruckpass (siehe Anhang) ein und legen Sie diesen Ihrem Arzt beim nächsten Besuch zur Beurteilung vor.

Welche Messgeräte sind geeignet?

Es gibt heute eine Vielzahl von Blutdruckgeräten auf dem Markt: Geräte mit Oberarmmanschette mit konventioneller Messung mittels Stethoskop (Hörrohr) oder automatisch messende oder automatische Handgelenksgeräte. Für alle Geräte müssen bestimmte Messbedingungen eingehalten werden und Regeln beachtet werden. Informieren Sie sich am besten im Fachhandel, welches Gerät für Sie am besten geeignet ist, und wie Sie mit dem Gerät korrekt messen. Bei der Stiftung Warentest erhalten Sie Auskunft über die Güte der verschiedenen Selbstmessgeräte.

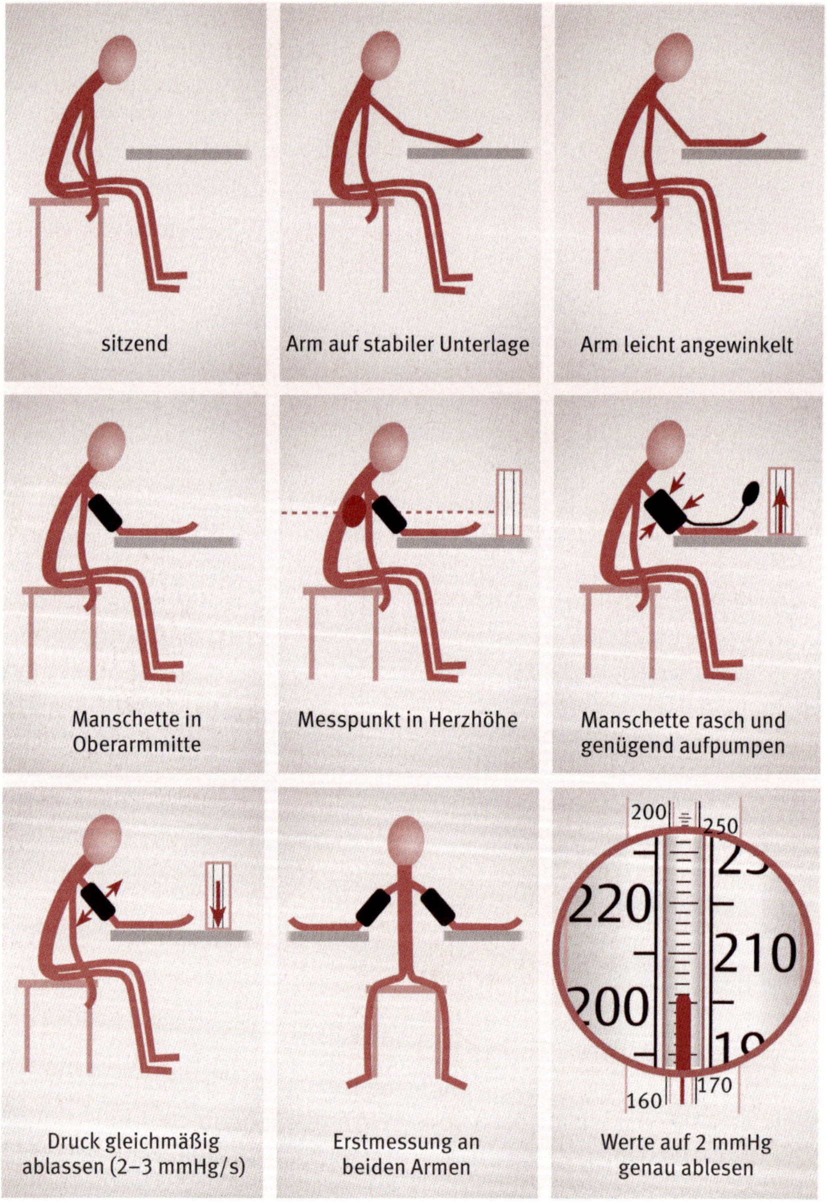
sitzend
Arm auf stabiler Unterlage
Arm leicht angewinkelt
Manschette in Oberarmmitte
Messpunkt in Herzhöhe
Manschette rasch und genügend aufpumpen
Druck gleichmäßig ablassen (2–3 mmHg/s)
Erstmessung an beiden Armen
200
250
220
210
200
170
160
Werte auf 2 mmHg genau ablesen

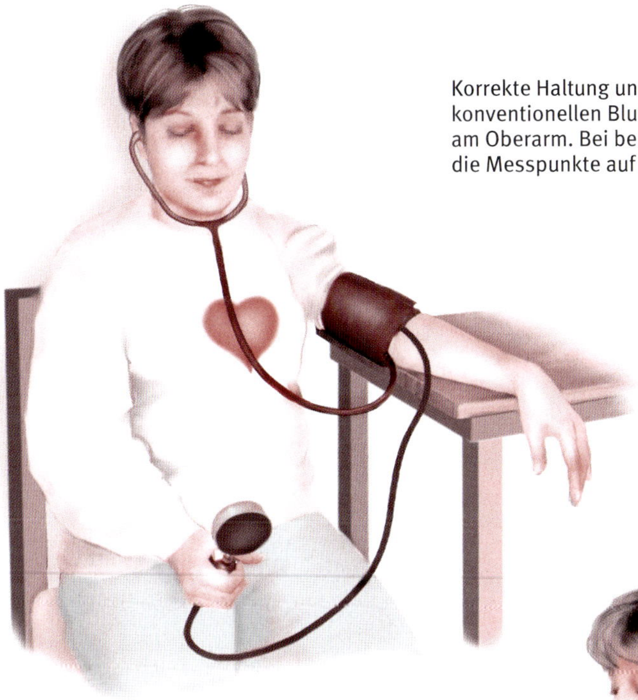

Korrekte Haltung und Position bei der konventionellen Blutdruckselbstmessung am Oberarm. Bei beiden Methoden sollten die Messpunkte auf Herzhöhe liegen.

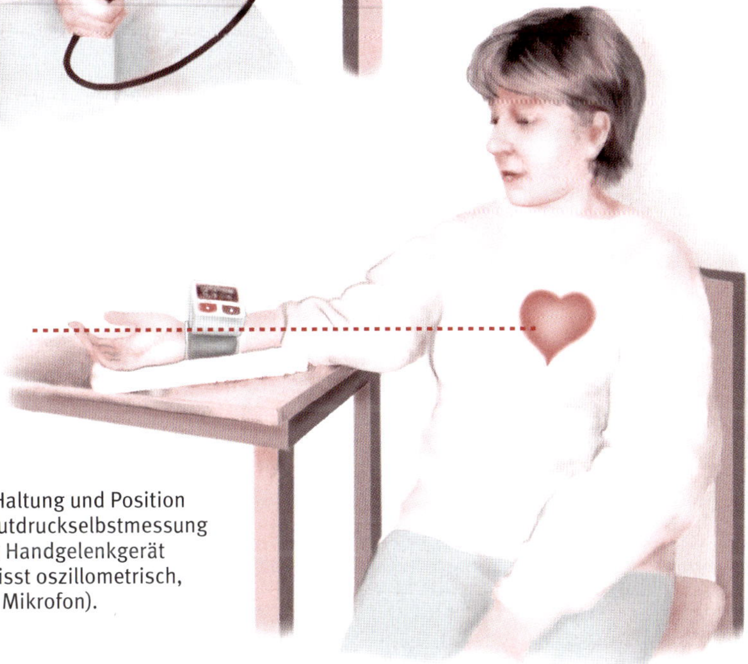

Korrekte Haltung und Position bei der Blutdruckselbstmessung mit einem Handgelenkgerät (dieses misst oszillometrisch, d.h. ohne Mikrofon).

Die Blutdruck-Langzeit-Messung zeigt die Schwankungen des Blutdrucks

Viele Hypertoniepatienten beklagen sich darüber, dass Ihr Blutdruck schwankt. Tatsächlich muss der Blutdruck schwanken, denn er muss sich ständig den Anforderungen an den Kreislauf anpassen. Er steigt, wenn wir uns körperlich belasten oder aufregen, er fällt, wenn wir uns entspannen und in Ruhe sind. Mit der Langzeitmessung kann man die Blutdruckschwankungen am besten erfassen. Hierbei trägt der Patient einen Tag lang ein kleines Gerät am Körper, das über 24 Stunden hinweg den Blutdruck in bestimmten Zeitabständen (tags alle 15 Minuten, nachts alle 30 Minuten) automatisch misst und speichert.

Die Langzeitmessung ist die objektivste und verlässlichste Methode, wenn es darum geht, ob tatsächlich eine dauerhafte (manifeste) Hypertonie vorhanden ist, in welchem Bereich der Blutdruck über 24 Stunden schwankt, und ob ein normaler Tag-Nacht-Rhythmus vorliegt.

Der Tagesrhythmus des Blutdrucks

Tiefpunkt in der Nacht. Der Blutdruck folgt im 24-Stunden-Rhythmus einem ganz charakteristischen Verlauf: Die niedrigsten Werte sind normalerweise in der Nacht zwischen 2.00 und 3.00 Uhr. In den Morgenstunden steigt der Blutdruck dann langsam an. Dieser Anstieg beginnt bereits kurz vor dem Aufstehen. Mit dem Aufstehen erfolgt dann der stärkste Blutdruckanstieg bis in den Vormittag, mit einem Gipfel gegen 9.00 Uhr. Viele Patienten sind überrascht, dass ihr Blutdruck morgens so hoch ist, wenn sie z.B. auch selbst den Blutdruck messen.

Gipfel um 9.00 Uhr. Tatsächlich werden in den Morgen- und Vormittagsstunden die höchsten Werte gemessen, mit welcher Methode auch immer. Ist der Blutdruckanstieg am morgen sehr steil, und das Blutdruckniveau ständig zu hoch, kann das schwerwiegende Folgen haben. Die meisten Schlaganfälle, Herzinfarkte und andere Ereignisse, wie plötzlicher Herztod, schwere Herzrhythmusstörungen u. a. häufen sich in den Morgenstunden, ebenfalls mit einem Gipfel gegen 9.00 Uhr. Hier besteht ein Zusammenhang zwischen schlecht eingestelltem Blutdruck und steilem Blutdruckanstieg am Morgen und dem Auftreten entsprechender Komplikationen.

Daher ist es sehr wichtig, die Medikamenteneinnahme so zu gestalten, dass der Blutdruck auch am Morgen nach dem Aufstehen gut behandelt ist (siehe Seite 132).

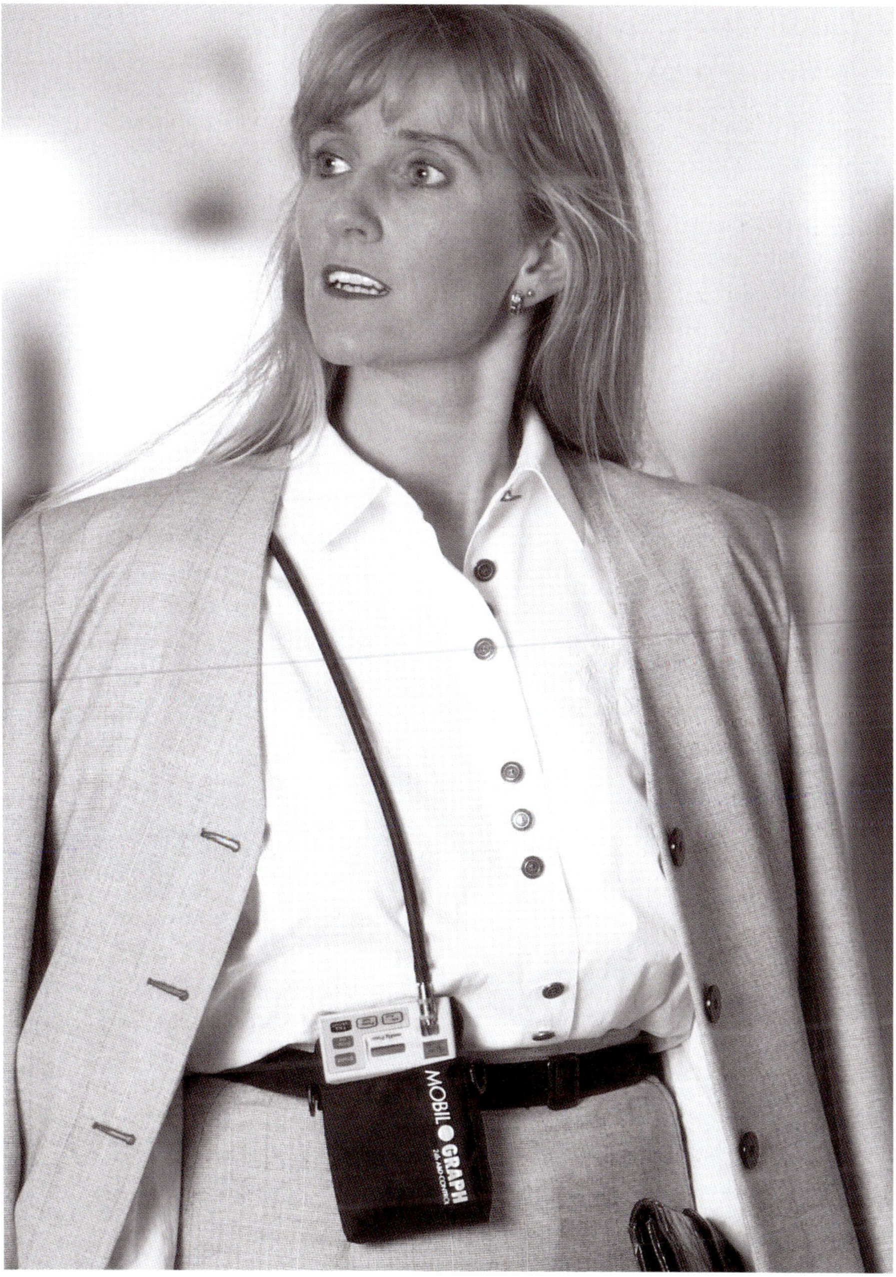
MOBIL
GRAPH

WICHTIG

Der Tag-Nacht-Rhythmus des Blutdrucks führt zu (normalen) Blutdruckschwankungen von 10–30 mmHg im Verlauf von 24 Stunden. Daraus wird ersichtlich, wie wichtig die Tageszeit bei der Beurteilung der Blutdruckwerte ist.

Mittagstief und zweiter Abendgipfel. Am Mittag fällt der Blutdruck wieder leicht ab, um im Laufe des Nachmittags wieder leicht anzusteigen. Gegen 19.00 Uhr erreicht der Blutdruck einen zweiten, allerdings kleineren Gipfel, und fällt dann in der Nacht während des Schlafes wieder deutlich ab. Die Abbildung zeigt, wie stark der Blutdruck im Verlauf des Tages normalerweise schwankt.

Computerausdruck einer Langzeit-Blutdruck-Messung über 24 Stunden von einem Patienten mit normalem Blutdruck und normalem Tag-Nacht-Rhythmus. Bemerkenswert ist der deutliche Blutdruckanstieg beim Anlegen des Gerätes um 9.00 Uhr in der Praxis und gegen 16.00 Uhr während einer Autofahrt.

Bei sekundärer Hypertonie kann der Blutdruck nachts erhöht sein

Es gibt allerdings alle möglichen Abweichungen vom normalen Blutdruckrhythmus: Insbesondere bei Patienten mit sekundären Hypertonieformen, Diabetes, Niereninsuffizienz oder anderen Organschäden, ist der Tag-Nacht-Rhythmus gestört. Der Blutdruckabfall in der Nacht ist dann abgeschwächt oder es kommt sogar zu einem nächtlichen Blutdruckanstieg, so dass die Werte in der Nacht höher als am Tage sind. Der Blutdruckrhythmus steht hier auf dem Kopf (siehe Abbildung). Das hat erhebliche Konsequenzen für die Therapie. Ein erhöhter nächtlicher Blutdruck ist

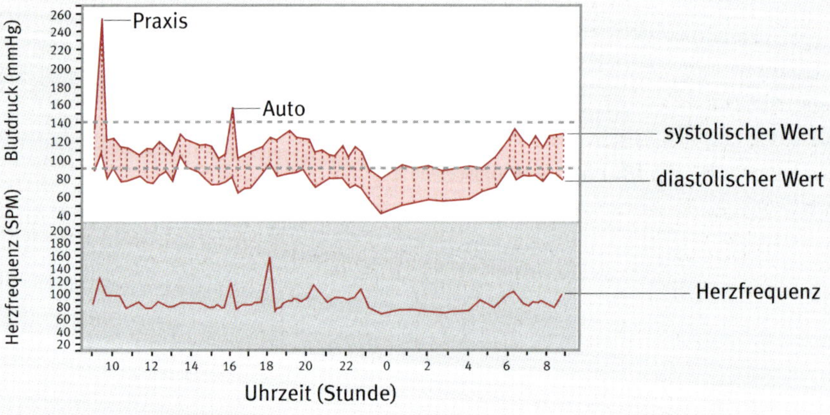

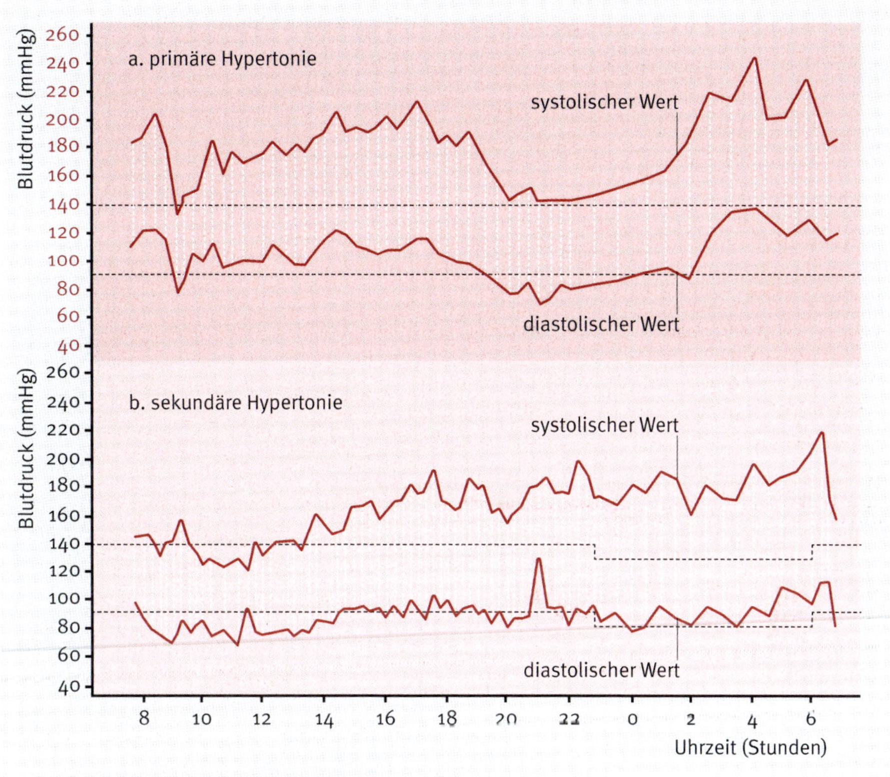

mit einem deutlich erhöhten Risiko für Organschäden, wie Schlaganfall und anderen Ereignissen, verbunden. Daher muss die Therapie entsprechend dem individuellen Blutdruckrhythmus angepasst werden, und für eine ausreichende nächtliche Blutdrucksenkung sorgen.

Computerausdrucke von Langzeitmessungen:
a Schwere primäre Hypertonie mit erhaltenem (normalem) Tag-Nacht-Rhythmus und steilen morgendlichem Blutdruckanstieg.
b Sekundäre Hypertonie bei Niereinsuffizienz mit aufgehobenem (inversem) Tag-Nacht-Rhythmus: fehlende nächtliche Absenkung.

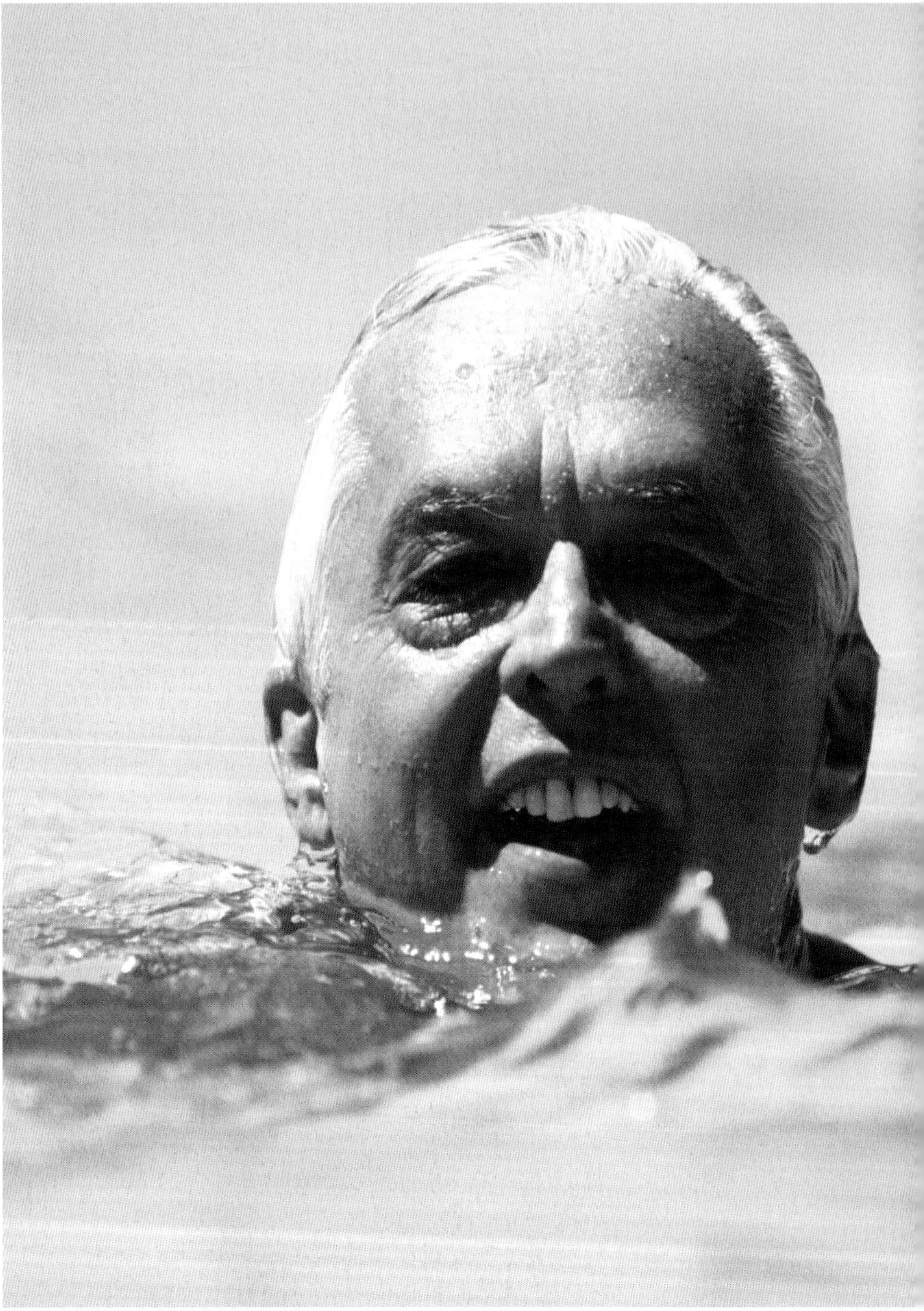

Blutdruck senken ohne Medikamente

Es gibt sehr wirkungsvolle Methoden, um den Blutdruck auch ohne Medikamente zu senken, dazu gehören die leckere Mittelmeerkost, mehr Bewegung, weniger Salz essen und im stressigen Alltag immer wieder für Entspannung sorgen.

Ihr Basisprogramm

Jeder Mensch mit zu hohem Blutdruck sollte versuchen, die im Folgenden vorgestellten Allgemeinmaßnahmen umzusetzen.

- Wenn Ihr Blutdruck nur leicht erhöht ist, könnten ein oder zwei Änderungen in Ihrem Lebensstil bereits ausreichen, um ihn in den gesunden Bereich zu senken – ohne Medikamenteneinnahme.
- Wenn Sie ein Hochdruckmittel einnehmen, das den Blutdruck jedoch noch nicht ausreichend senkt, könnte dies eine Motivation sein, weniger Salz zu essen oder sich mehr zu bewegen, um den Blutdruck auf diese Weise in den grünen Bereich zu bringen.
- Wenn Sie unter starker Hypertonie leiden und Medikamente einnehmen müssen, können die Allgemeinmaßnahmen die Anzahl der nötigen Tabletten erheblich senken.

Ändern Sie Ihre Angewohnheiten schrittweise

Die in diesem Kapitel vorgestellten Maßnahmen funktionieren nach dem Baukastenprinzip (siehe Abbildung). Das heißt, jede vorgenommene Änderung im Lebensstil senkt den Blutdruck um einen bestimmten Betrag (siehe Tabelle). Je mehr Maßnahmen Sie umsetzen, desto stärker ist der Effekt auf den Blutdruck. Sie können die Zahlenangaben in der Tabelle einfach zusammenzählen, um die mögliche Blutdrucksenkung auszurechnen. Am besten ist es natürlich, wenn Sie nach Möglichkeit viele oder alle Vorschläge umsetzen. Trotzdem ist es für den Beginn für viele sicher einfacher, zunächst einmal mit einer Maßnahme anzufangen, statt zu versuchen, von heute auf morgen alles umzukrempeln. Suchen Sie sich dazu den Vorschlag aus, der Ihnen am leichtesten fällt und setzen ihn in der nächsten Zeit konsequent um. Der messbare positive Effekt auf Ihren Blutdruck wird Sie motivieren, dabei zu bleiben und möglicherweise auch eine zweite Maßnahme in Angriff zu nehmen.

Da die meisten Hypertoniker nicht nur einen erhöhten Blutdruck haben, sondern auch zusätzliche Begleiterkrankungen (Übergewicht, Diabetes, Fettstoffwechselstörungen u. a.) und

Bausteine zur Blutdrucksenkung

Maßnahme	Blutdrucksenkung (mmHg)	Bemerkungen
Gewichtsreduktion	ca. 2–3 systolisch ca. 1–2 diastolisch pro kg	die effektivste Therapie für übergewichtige Hypertoniker überhaupt
Salzreduktion auf ca. 5 g NaCl/Tag	ca. 6 systolisch ca. 4 diastolisch	besonders effektiv bei Salzsensitivität, familiärer Hypertonie und hohem Salzkonsum
kaliumreiche Kost	ca. 3–5 diastolisch	Vorsicht: bei Niereninsuffizienz keine kaliumreiche Kost
Obst und Gemüse	ca. 7 systolisch ca. 3 diastolisch	Daten der DASH-Studie*
Obst und Gemüse plus fettmodifiziert/fettreduziert**	ca. 11 systolisch ca. 6 diastolisch	Daten der DASH-Studie*
weniger Alkohol (‹ 30 g/Tag) (bei übermäßigem Konsum)	ca. 10 systolisch ca. 6 diastolisch	besonders effektiv bei Patienten mit hohem Alkoholkonsum (› 80 g/Tag)
körperliche Aktivität/Sport	ca. 8 systolisch ca. 6 diastolisch	z.B. tägliches Ergometertraining

* DASH (Dietary Approach to Stop Hypertension) s.u.

** fettmodifiziert heißt: weniger Fleisch und tierisches Fett, mehr Fisch und pflanzliche Fette

evtl. bereits vorhandenen Organschäden, zielt eine Lebensstiländerung nicht nur auf eine Senkung des Blutdrucks ab, sondern auch auf die Reduktion des Gesamtrisikos.

Wichtige Maßnahmen. Die vier wichtigsten Säulen der nicht medikamentösen Blutdrucksenkung sind:

- Gewichtsreduktion,
- Ernährungsumstellung,
- körperliche Aktivität sowie
- Entspannung und Stressbewältigung.

Positive Effekte. Eine erfolgreiche Lebensstiländerung führt bei Hypertonikern zu:

- effektiver Blutdrucksenkung,
- Verminderung des Medikamentenverbrauchs,

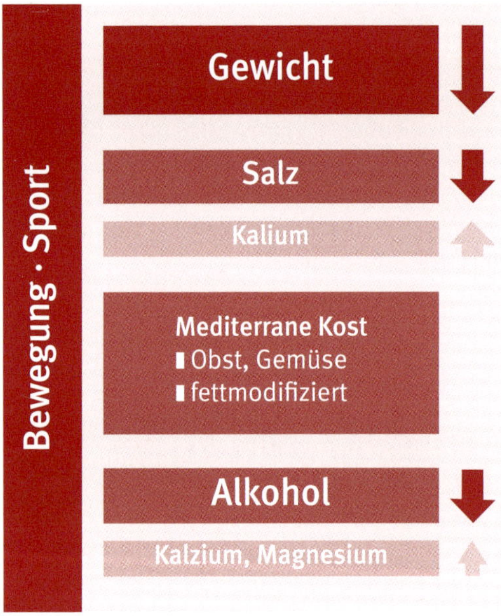

Die Bausteine der nicht medikamentösen Blutdrucksenkung.

- Gewichtsreduktion (mindestens 6 kg bei BMI über 25),
- mindestens 180 min/Woche moderates bis intensives körperliches Training,
- Kochsalzreduktion auf max. 5 g,
- Alkoholbeschränkung auf maximal zwei Drinks pro Tag für Männer und einen Drink für Frauen,
- Obst und Gemüse 9–12-mal pro Tag sowie
- fettarme Milchprodukte 2–3-mal pro Tag.

- Verminderung des Gesamtrisikos,
- Verbesserung der Lebensqualität,
- Steigerung der Lebenserwartung.

Studie zum Behandlungserfolg von Allgemeinmaßnahmen

Mit dem folgenden Programm wurde in einer Studie die Hypertonie sehr erfolgreich behandelt:

Erfolgskontrolle

Wenn Sie eine oder mehrere der folgenden Vorschläge umsetzen, sollten Sie regelmäßig Ihren Blutdruck messen – immer zur gleichen Uhrzeit –, um den Erfolg der Maßnahme zu kontrollieren. Wenn der Blutdruck wie gewünscht sinkt, wissen Sie, dass Sie auf dem richtigen Weg sind und werden motiviert, weiter zu machen.

Wie Sie abnehmen und sich gesünder ernähren können

Wenn Sie auch schon eine oder mehrere erfolglose Diäten hinter sich haben, werden Sie vermutlich denken, dass Sie es sowieso nicht schaffen abzunehmen. Und zugegebenermaßen ist es schwer, die angefutterten Pfunde wieder los zu werden.

Trotzdem macht es Sinn, wie die Tabelle auf Seite 67 zeigt, denn durch die einzelnen Bausteine, wie mehr Obst und Gemüse essen, weniger salzen und sich mehr bewegen, können Sie nicht nur Ihren Blutdruck erheblich senken, sondern nehmen, „quasi nebenbei“ auch ab.

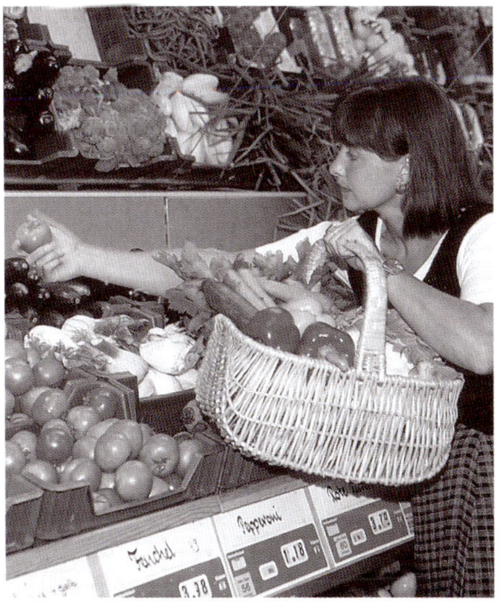

Die beschriebenen Blutdrucksenkungen in der Größenordnung von ca. 2 mmHg (systolisch und diastolisch) pro Kilogramm Gewichtsverlust könnten bei vielen Übergewichtigen zur Blutdrucknormalisierung ausreichen, denn 75% aller Menschen mit Bluthochdruck haben nur eine leichte Hypertonie (bis 104 mmHg diastolisch).

Geringe Änderungen des Lebensstils reichen zur Vorbeugung aus

Neuere Untersuchungen zeigen, dass eine geringgradige, stufenweise Änderungen des Ernährungsverhaltens (Abbau von Übergewicht, erhöhtem Kochsalz- und Alkoholkonsum), verbunden mit moderater körperlicher Aktivität, die Ausprägung einer manifesten Hypertonie bei prädisponierten Menschen verhindern kann. In der Behandlungsgruppe (30–44 Jahre) betrug die Hypertoniehäufigkeit nach fünf Jahren 9% im Vergleich zu 19% in der Kontrollgruppe.

In der Behandlungsgruppe wurde durchschnittlich eine Reduktion des

Sorgen Sie dafür, dass bei Ihnen täglich reichlich frisches Obst und Gemüse auf den Tisch kommen.

Salzkonsums um 25%, des Alkoholkonsums um 30% und des Körpergewichts um 2,7 kg erreicht.

Jeder zweite Mensch mit Bluthochdruck ist übergewichtig

Die Adipositas ist einerseits ein eigenständiger Risikofaktor für Herz-Kreislauf-Erkrankungen und Schlaganfall und gilt andererseits als derjenige Faktor, der am häufigsten zur Manifestation einer Hypertonie führt. Die Gewichtsnormalisierung gehört daher auch zu den immer wieder empfohlenen Allgemeinmaßnahmen, die ihren festen Stellenwert im Behandlungsschema der Hypertonie haben.

Stellen Sie auf die Mittelmeerkost um

Wenn Sie Ihre Ernährung auf die so genannte Mittelmeerkost umstellen, setzen Sie damit gleich mehrere Bausteine auf einmal um und erzielen einen entsprechend hohen Effekt auf den Blutdruck. Die Mittelmeerkost ist keinesfalls eine fade und geschmacklose Diät. Im Gegenteil handelt es sich um eine äußerst geschmackvolle Küche, die selbstverständlich auch mit einheimischen Produkten gestaltet werden kann, abgesehen vom Olivenöl. Die wichtigsten Bestandteile der Mittelmeerküche sind:

- viel Obst und Gemüse,
- fettmodifiziert, das heißt weniger Fleisch und tierische Fette dafür mehr Fisch und pflanzliche Fette,
- Olivenöl und reichlich Knoblauch,
- salzarm und kaliumreich,
- Wein (1 Glas pro Tag).

Man kann die Mittelmeerkost noch mit Schokolade und Mandeln anreichern, denn beide haben positive Wirkungen auf den Blutdruck und Herz-Kreislauf-Erkrankungen.

Der positive Effekt von schwarzer Schokolade

Schwarze Schokolade senkt tatsächlich den Blutdruck. Polyphenole und Flavonoide heißen die biologisch wirksamen Substanzen des Kakao. Neben der Blutdrucksenkung haben diese Gehaltsstoffe zahlreiche andere positive Eigenschaften, wie Hemmung der Blutgerinnung, Hemmung der Cholesterin-Oxidation, und Entspannung der Gefäße. All diese Eigenschaften führen dazu, dass der regelmäßige Genuss von schwarzer Schokolade Herz-Kreislauf-Erkrankungen um ca. 20% senken kann.

Ähnliches gilt für Wein, Fisch, Nüsse, Knoblauch, Obst und Gemüse. Alle

WISSEN

Speiseplan für optimale Herz-Kreislauf-Kost

Nahrungsmittel	durchschnittliche Risikoreduktion für Herz-Kreislauf-Erkrankungen in wissenschaftlichen Studien*
Wein (150 ml/Tag)	32%
Fisch (114 g viermal / Woche)	14%
schwarze Schokolade (100 g/Tag)	21%
Obst und Gemüse (400 g/Tag)	21%
Knoblauch (2,7 g/Tag)	25%
Mandeln (68 g/Tag)	13%
kombinierter Effekt aller Nahrungsmittel	76%

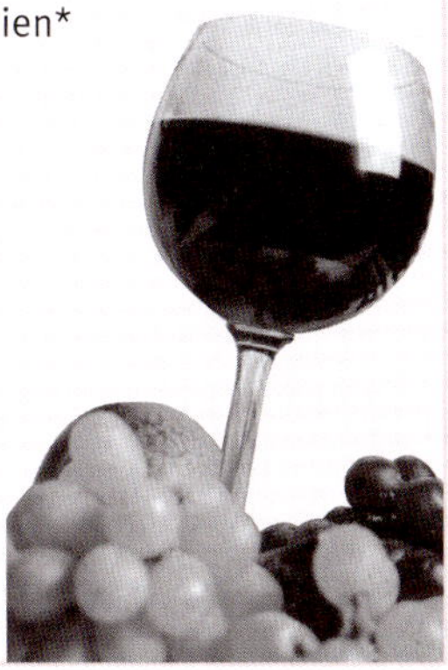

*nach einer Veröffentlichung des BMJ 2004; 329: 1447: „The Polymeal: a more natural, safer, and probably tastier strategy to reduce cardiovascular disease by more than 75%"

Nahrungsmittel haben einen positiven Effekt im Herz-Kreislauf-Bereich und sind seit Jahrtausenden „erprobte" und begehrte Nahrungsmittel.

Mit der Herz-Kreislauf-Diät können Sie genießen

Mit diesem Speiseplan wird deutlich, dass eine Herz-Kreislauf-Diät tatsächlich ein kulinarischer Genuss sein kann. Natürlich muss berücksichtigt werden, dass eine Gewichtsreduktion mit Einschränkung der Kalorienzufuhr nicht mit einem täglichen Schokoladenkonsum von 100 g und einem täglichen Alkoholkonsum von 150 ml vereinbar ist. Der exemplarische Speiseplan stellt die Grundlage für vielfältige Variationen dar. Wird für die Zubereitung z.B. von Fisch oder Salat zusätzlich Olivenöl verwendet, ist die gesunde Ernährung perfekt!

Die Blutdruck senkende Wirkung der Mittelmeerkost haben u. a. die Amerikaner in einer DASH-Projekt genannten Untersuchung nachgewiesen. DASH steht für Dietary Approach to Stop Hypertension = diätetische Maßnahmen um die Hypertonie zu stoppen! Sie haben ihre Diät daher DASH-Diät genannt. Ich persönlich vermeide den Begriff Diät und bevorzuge den Begriff Mittelmeerkost.

Das DASH-Projekt hat uns aber wichtige Daten zur Blutdrucksenkung geliefert.

Reduzieren Sie Ihr Gewicht nur langsam!

Um Ihr Gewicht langfristig zu senken, ist es ganz wichtig, dass Sie langsam abnehmen (nicht mehr als 1/2 kg/Woche). Chrash-Diäten, bei denen mehrere Kilos in einer Woche purzeln sollen, sind völlig ungeeignet für eine bleibende Gewichtsabnahme. Weil Sie die Kilos nach dem Ende der Diät meist noch schneller wieder drauf haben.

WICHTIG

Vermeiden Sie den Jojo-Effekt

Wenn Sie Ihr Gewicht kurzfristig mit einseitigen Diäten oder einer starken Nahrungsmitteleinschränkung reduzieren – es sich also „abhungern" –, erzielen Sie langfristig den gegenteiligen Effekt. Sie werden zunehmen. Der Körper stellt sich nämlich während der Diät auf „diese Mangelsituation" ein, indem er seinen Energieverbrauch senkt. Wenn Sie nach der Diät wieder die gleiche Menge essen wie vorher, führt das zu einer Gewichtszunahme.

Ihr Körper braucht Zeit, um sich ganz langsam an die Gewichtsreduktion zu gewöhnen. Die biologische Regulation unseres Körpers ist nämlich noch darauf ausgerichtet, lange Hungerperioden durch das Anlegen von Fettreserven zu überstehen. Entsprechend widerwillig trennt sich der Körper von den früher lebenswichtigen Fettdepots. An unsere westliche Überflussgesellschaft hat sich der Körper noch nicht angepasst.

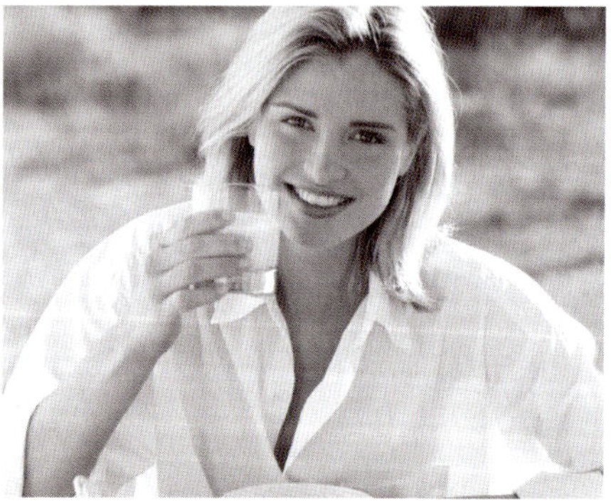

Versuchen Sie auf keinen Fall, sich die überflüssigen Pfunde abzuhungern, sondern essen Sie weiterhin ausreichend und mit Genuss.

Effekte der Gewichtsreduktion

Zu Beginn der Gewichtsabnahme ist die stärkste Blutdrucksenkung zu beobachten, während im weiteren Verlauf der Blutdruck nicht mehr so deutlich abfällt. Von der Gewichtsreduktion profitieren sowohl leicht übergewichtige als auch stark adipöse Patienten – unabhängig von der Blutdruckhöhe. Die wiederholte Motivierung zur Gewichtsnormalisierung, verbunden mit konkre-

Erfahrungen des Autors

Nach eigenen Beobachtungen nimmt die Bereitschaft zur Gewichtsreduktion im Laufe der ambulanten Langzeitbehandlung zu: Von 57 übergewichtigen Hypertonikern, nahmen 43 (75%) erfolgreich Gewicht ab. Die durchschnittliche Gewichtsabnahme von 9,4 kg führte zu einer Blutdrucksenkung von durchschnittlich 21/11 mmHg; bei 10 Patienten (23%) konnten die Antihypertensiva reduziert und bei 6 (14%) vollständig abgesetzt werden. Die Gewichtsabnahme erfolgte aber erst nach einer durchschnittlichen Behandlungsdauer von 67 Monaten! Die Gewichtsabnahme ist daher auch als eine ideale Begleitmaßnahme zur medikamentösen Therapie zu betrachten. Eine Gewichtsabnahme führt neben der Blutdrucksenkung auch zu einer Verbesserung des Fettstoffwechsels (Senkung des Cholesterins und der Triglyzeride). Eine erfolgreiche Gewichtsabnahme führt stets auch zu einer Abnahme des Kochsalzkonsums.

ten und befolgbaren Handlungsanleitungen zur Essverhaltensänderung, sind Voraussetzungen für eine erfolgreiche Gewichtsreduktion.

Besonders in „kritischen“ Situationen sollten Sie sich immer wieder die alternativen Möglichkeiten und Allgemeinmaßnahmen vor Augen halten und in die Tat umsetzen: z.B. beim Auftreten von Nebenwirkungen unter der medikamentösen Behandlung; bei schlecht eingestellter Hypertonie und wenn der Blutdruck besonders gut eingestellt ist, was evtl. als Heilung missverstanden wird und zum selbstständigen Absetzen der Medikamente führen kann. Diese Augenblicke sollten Anlass sein, mit nicht medikamentösen Maßnahmen zu starten oder sie zu verstärken.

Weniger salzen

Wenn Sie weniger Salz zu sich nehmen, können Sie Ihren Blutdruck senken. Das ist durch zahlreiche Studien belegt. Als salzsensitiver (salzempfindlicher) Hypertoniker profitieren Sie besonders von einer Salzreduktion. Wenn Sie nur einen leicht erhöhten Blutdruck haben, könnte es für Sie sogar ausreichend sein, nur den Salzkonsum zu reduzieren, um den Blutdruck in den grünen Bereich zu bringen.

Bereits vor 4000 Jahren soll der chinesische Kaiser Nei Ching bemerkt haben, dass „zuviel Salz den Puls hart macht“.

WICHTIG

Als zusätzliche Maßnahme zur medikamentösen Therapie rate ich allen Patienten mit Bluthochdruck zur Salzeinschränkung, da mit Ausnahme der Kalziumantagonisten (siehe S. 121) alle anderen Antihypertensiva durch eine Salzreduktion in ihrer Wirkung deutlich verstärkt werden. Dies gilt besonders, wenn Sie noch andere Kriterien der Salzempfindlichkeit erfüllen und bisher nicht auf ihren Salzkonsum geachtet haben.

Es ist bis heute aber nicht möglich, mit einfachen Methoden herauszufinden, wer salzsensitiv ist und wer nicht. Dieses praktische Problem erschwert leider eine gezielte Beratung derjenigen Patienten, die von einer Einschränkung des Kochsalzkonsums besonders profitieren würden. In der Praxis kann man jedoch bestimmte Personen benennen, die sehr wahrscheinlich salzempfindlich sind.

Ob Sie vermutlich salzsensitiv sind, können Sie mit nebenstehendem Selbsttest einfach überprüfen.

Liegt eine familiäre Hypertonieanlage vor (ein oder sogar beide Elternteile mit Hypertonie), so ist die Wahrscheinlichkeit einer Salzsensitivität sehr groß. Übergewicht und Diabetes gehen immer mit einer erhöhten Natriumbilanz einher. Dies wird u. a. als ein wichtiger Faktor für die häufige Hochdruckentwicklung bei Diabetikern und Adipösen angesehen. Eine Einschränkung der Kochsalzzufuhr sollte daher stets fester Bestandteil einer Diabetesdiät sein.

Ältere Menschen mit Bluthochdruck sind häufiger salzempfindlich als jüngere, und eine Niereninsuffizienz geht immer mit einer erhöhten Natriumbilanz einher. Bei Jüngeren mit leichter Hypertonie ist der Effekt durch die alleinige Kochsalzeinschränkung nicht so deutlich wie bei Älteren. Trotzdem sollte sie als unterstützende Maßnahme unbedingt eingesetzt werden, insbesondere wenn Sie wahrscheinlich salzempfindlich sind.

Kontrollieren Sie regelmäßig den Erfolg

Wenn Sie Ihren Salzkonsum auf die empfohlenen 5 g Tag reduzieren, können Sie damit rechnen, dass Ihr Blut-

WISSEN

Was bedeutet Salzsensitivität?

Zirka 15–20% der weißen Bevölkerung mit normalem Blutdruck sind salzsensitiv und ca. 40–50% der Patienten mit primärer Hypertonie, d.h. diese Menschen reagieren auf eine bestimmte Menge Kochsalz mit einem stärkeren Blutdruckanstieg als nicht salzsensitive.

CHECKLISTE

ERNÄHRUNG

Test: Bin ich salzsensitiv?

Eine oder beide Elternteile leiden ebenfalls unter Bluthochdruck	☐ ja	☐ nein
Ich habe Übergewicht (mein BMI ist größer als 30)	☐ ja	☐ nein
Ich bin älter als 65 Jahre	☐ ja	☐ nein
Ich habe Diabetes Typ 2	☐ ja	☐ nein
Ich leide unter Niereninsuffizienz	☐ ja	☐ nein
Ich nehme Hochdruckmittel	☐ ja	☐ nein
Ich verzehre täglich mehr als 5 g Kochsalz (½ Teelöffel)	☐ ja	☐ nein

Wenn Sie eine der Fragen mit Ja beantwortet haben, können Sie damit rechnen, dass sich eine Reduktion Ihres Salzkonsums besonders deutlich auf Ihren Blutdruck auswirkt.

druck innerhalb der nächsten Wochen um ca. 6 mmHg systolisch und 4 mmHg diastolisch sinkt. Messen Sie daher regelmäßig Ihren Blutdruck. Der Erfolg wird Sie dazu motivieren, weiterhin sparsam mit dem Salz umzugehen.

Studien belegen den positiven Effekt einer salzarmen Ernährung

Der Blutdruckabfall beträgt bei den salzsensitiven Menschen mit Bluthochdruck 10% und mehr. Die stärkste Blutdrucksenkung von durchschnittlich 200/115 auf 160/100 mmHg konnte Kempner bereits 1948 mit einer drastischen Einschränkung der Kochsalzzufuhr (Reisdiät) auf ca. ½ g pro Tag bei schwerer Hypertonie erreichen. Damals gab es noch keine Medikamente zur Dauerbehandlung, daher mussten andere, z. T. drastische Maßnahmen wie die Reisdiät oder Aderlässe eingesetzt werden, um Patienten mit sehr hohem Blutdruck und sehr hohem Risiko helfen zu können.

Je höher der Blutdruck, umso größer die Wirkung der Salzreduktion. Trotzdem lohnt die Senkung des Kochsalzkonsums auch bei leichter und mittelschwerer Hypertonie, wie neuere Untersuchungen zeigen: bei 55 Patienten (mittleres Alter 58 Jahre) mit einem diastolischen Blutdruck von 90–100 mmHg fiel der Blutdruck im Vergleich zu einer gleich großen Kontrollgruppe um durchschnittlich 6/4 mmHg unter einer Einschränkung der Natriumzufuhr von ca. 8 auf 4 g Kochsalz pro Tag nach acht Wochen. Dies bedeutet für viele Patienten mit leichter Hypertonie eine ausreichende Blutdrucksenkung mit einer nur geringen Einschränkung der Kochsalzzufuhr!

WISSEN

Haben alle Natriumsalze die gleiche Wirkung?

Ist die Blutdruck steigernde Wirkung des Kochsalzes (NaCl) nur auf das Natriumion oder auch auf das Chloridion oder sogar nur auf das Chloridion zurückzuführen? Tatsächlich ist es die Kombination von Natrium und Chlorid, die Blutdruck wirksam ist. Chlorid alleine hat keine Blutdruck steigernde Wirkung.
Wie wirken andere Natriumsalze (Natriumbikarbonat oder Natriumzitrat) auf den Blutdruck? Untersuchungen zeigen, dass Natriumbikarbonat und Natriumphosphat zu einem Blutdruckanstieg führen, der jedoch geringer ist als bei Natriumchlorid. Diese Befunde sprechen dafür, dass Natriumionen vor allen Dingen in der Verbindung mit Chloridionen Blutdruck steigernd wirken.

In einer anderen Studie wurde bei älteren Patienten (60–78 Jahre) über zwei Monate der Blutdruck

- unter Ausgangsbedingungen,
- nach einer Salzreduktion auf 5 g/Tag und
- nach einer erhöhten Salzzufuhr von 10 g/Tag (entsprechend der durchschnittlichen Salzzufuhr in der englischen oder deutschen Bevölkerung)

untersucht. Dabei zeigte sich eine klare „Dosis-Wirkungsbeziehung“: Der Blutdruck folgte der Salzaufnahme sowohl nach unten als auch nach oben. Die Blutdrucksenkung von ca. 8/4 mmHg unter der moderaten Salzreduktion entspricht der Größenordnung, wie sie z.B. auch mit einem Diuretikum (siehe Seite 117–120) erreicht wird.

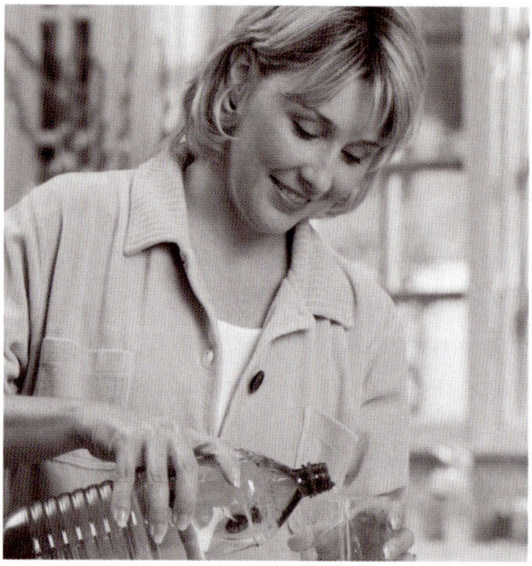

Achten Sie darauf, dass Sie ein natriumarmes (‹ 100 mg/l) Mineralwasser trinken.

Welche Mineralwässer sind empfehlenswert?

Mineralwässer haben einen sehr unterschiedlichen Natriumgehalt. Als natriumarme Mineralwässer gelten Produkte mit einem Natriumgehalt unter 100 mg/Liter. Diese Wässer sollten Sie bevorzugen.

Es gibt im europäischen Ausland einige Mineralwässer mit extrem hohem Natriumgehalt. Sie schmecken fast schon

Lebensmittel und Getränke mit hohem Natrium-Gehalt

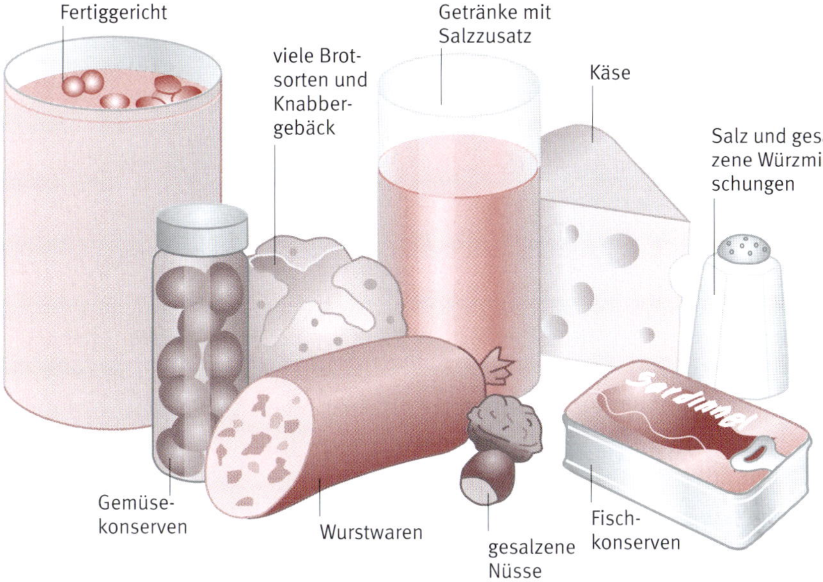

Lebensmittel und Getränke, um die Natriumaufnahme niedrig zu halten

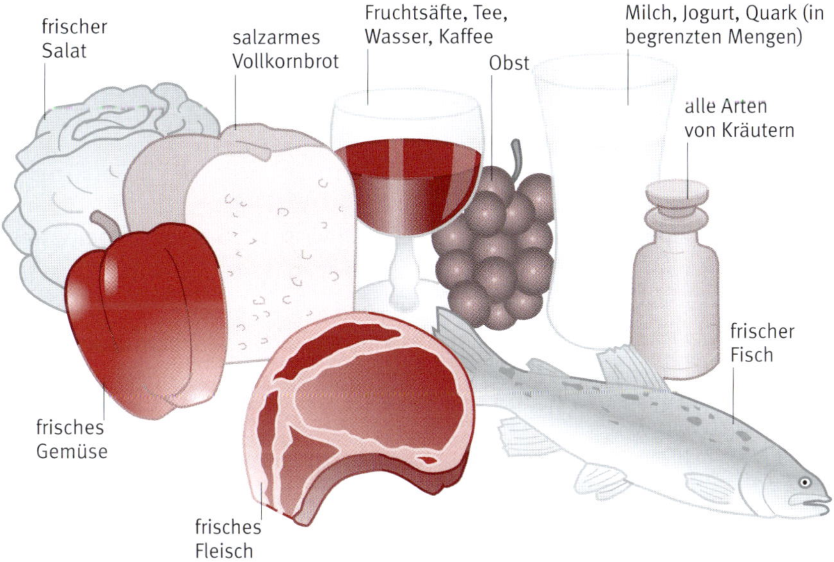

wie Meerwasser und können den Blutdruck deutlich anheben.

Es ist sicher falsch, dass z.B. in Mineralwässern eine hohe Natriumkonzentration dann unproblematisch ist – wie oft behauptet wird – wenn die Chloridkonzentration niedrig ist. Es gibt viele „Chloridquellen" in der natürlichen Nahrung, einschließlich der von vielen Hochdruckpatienten verwendeten Kochsalzersatzmittel, die z. T. hohe Chloridkonzentrationen enthalten.

Achten Sie auch auf „verstecktes Salz" in Fertigprodukten

Die Empfehlungen für eine kochsalzarme Ernährung haben wenig Aussicht auf Erfolg, solange nur auf das sichtbare Salz verzichtet wird. Das meiste Kochsalz, das wir zu uns nehmen, befindet sich jedoch „versteckt" in industriell verarbeiteten und vorgefertigten Lebensmittel: 80% des täglichen durchschnittlichen Salzkonsums von ca. 12 g befinden sich in Konserven, Brot, Tiefkühlkost und anderen vorgefertigten Lebensmitteln (siehe Abbildung).

Zu Hause werden für die Zubereitung von Speisen und das Zusalzen am Tisch nur ca. 1–2 g Kochsalz verbraucht. Wenn Sie also Ihren Salzkonsum reduzieren möchten, sollten Sie fertige Lebensmittel nach Möglichkeit meiden bzw. auf den meist angegebenen Natriumgehalt achten. Dieser sollte möglichst gering sein. Sie sollten täglich nicht mehr als 3 g Kochsalz in Fertigprodukten zu sich nehmen.

Empfehlenswert sind frische Nahrungsmittel. Beim Kochen sollte kein Salz verwendet werden, aber gerne können Kräuter und Gewürze wie Pfeffer oder Paprika den Geschmack verfeinern. Die eventuelle Zugabe von Salz – möglichst jodiert – sollte dann nach Bedarf am Tisch beim Essen mit dem Salzstreuer erfolgen. Auf diese Art wird die geringste Menge an Salz benötigt. Wünschenswert wäre, täglich nicht mehr als 1 g Salz zu den selbst zubereiteten Speisen hinzuzufügen (1 Prise = $^1/_2$ g Kochsalz, 1 Messerspitze = 2–3 g Kochsalz).

WISSEN

In einem Abendbrot „verstecken" sich 6 g Salz:

- 4 Scheiben Weizenmischbrot enthalten 2,5 g Kochsalz
- 1 Ecke Camembert, 30 % F. i. Tr. enthält 1,5 g Kochsalz
- 2 Scheiben gekochter Schinken enthalten 2,0 g Kochsalz

Kaliumreich essen

Der tägliche Kaliumbedarf des menschlichen Organismus beträgt ca. 2–3 g. Im Gegensatz zur durchschnittlich überhöhten Natriumzufuhr in den westlichen Ländern ist die Kaliumzufuhr mit der täglichen Nahrung eher zu niedrig. Ein wesentlicher Grund hierfür ist, dass beim Verarbeiten von Lebensmitteln Kaliumverluste auftreten, während Natrium über das Kochsalz zur Konservierung und aus geschmacklichen Gründen reichlich zugeführt wird. Dadurch wird das Natrium/Kalium-Verhältnis ungünstig verändert. Früher betrug dieses Verhältnis in der Nahrung 1/16 (eins zu sechzehn). Durch die Industrialisierung der Lebensmittelproduktion und die Umstellung unserer Ernährung in den westlichen Ländern hat sich das Verhältnis auf 3:1 (drei zu eins) umgekehrt.

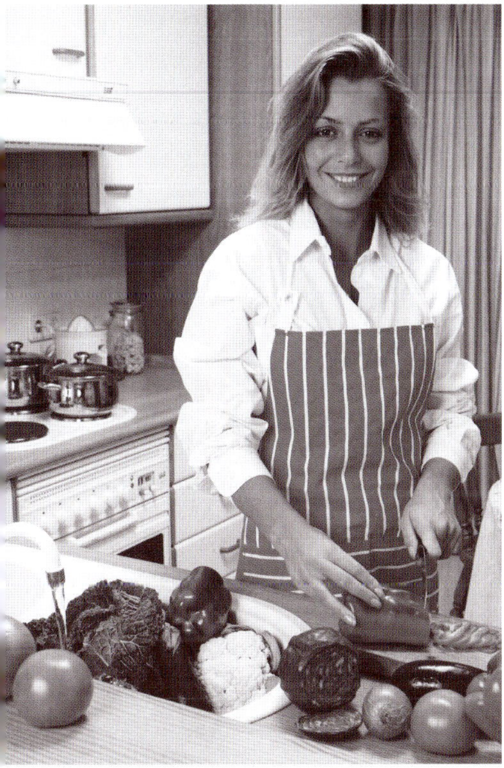

Kalium senkt den Blutdruck

Kalium spielt eine Schlüsselrolle bei der Blutdruckregulation. Natrium und Kalium sind Gegenspieler: Natrium hebt den Blutdruck an, Kalium senkt ihn. Der genaue Mechanismus ist noch nicht geklärt. Es scheint jedoch, dass die Sensitivität des Gefäßsystems für Natrium durch Kalium abgeschwächt wird. Die Abnahme tödlicher Schlaganfälle durch eine erhöhte Kaliumzufuhr ist ein wichtiger Hinweis für die medizinische Bedeutung einer kaliumreichen Ernährung.

Es ist daher sinnvoll, wenn Sie die Salzreduktion mit einer kaliumreichen Ernährung koppeln. Vegetarier haben übrigens eine hohe Kaliumzufuhr und eine sehr niedrige Hypertonierate. Eine kaliumreiche Ernährung bereits im Kin-

Frisches Gemüse ist ideal geeignet, um sich salzarm und kaliumreich zu ernähren.

desalter kann sogar vor der Entstehung einer Hypertonie im Erwachsenenalter schützen.

Kaliumreiche Lebensmittel. Kaliumreich bedeutet, dass die Lebensmittel mehr als 300 mg Kalium/100 g enthalten. In Klammern stehen die Lebensmittel mit dem höchsten Kaliumgehalt):

- Gemüse (Kartoffeln, Spinat, Kohl usw.),
- Kräuter (Petersilie, Schnittlauch usw.),
- Gemüsesäfte (Knoblauch, Tomate, Karotte usw.),
- Hülsenfrüchte (Sojabohnen, weiße Bohnen, Linsen, Erbsen usw.),
- Nüsse und Samen (Mandeln, Kürbissamen, Erdnüsse, Kokosnuss usw.),
- Dörrobst (Aprikose, Banane, Pfirsich usw.).

Ihren täglichen Kaliumbedarf können Sie z.B. folgendermaßen decken:

- Frühstück mit Müsli (mit 50 g Weizenflocken und 50 g Nüssen), dazu 0,2 l Tomaten- oder Möhrensaft.
- Mittags 200 g Kartoffeln und 150 g Spinat als Beilage.
- Nachmittags $^1/_2$ Avocado oder 1 Banane.

Damit haben Sie bereits im Laufe des Tages über 3 g Kalium zugeführt.

WICHTIG

Die Empfehlung für einen erhöhten Kaliumkonsum gilt allerdings nur für Menschen mit gesunden Nieren. Besteht bei Ihnen eine Niereninsuffizienz (erhöhtes Kreatinin im Blut), müssen Sie Ihre Kaliumzufuhr evtl. sogar einschränken.

Was Sie über Kalzium und Magnesium wissen sollten

Daten aus Großbritannien zeigen eine umgekehrte Beziehung zwischen der Härte des Wassers, die vorwiegend von Kalzium- und Magnesiumionen bestimmt wird, und der Blutdruckhöhe. Das heißt, je härter das Wasser ist – je mehr Kalzium und Magnesium es enthält –, desto geringer ist der Blutdruck der Konsumenten.

Wie beeinflusst Kalzium den Blutdruck?

Es ist nicht auf den ersten Blick einleuchtend, warum eine erhöhte Kalziumzufuhr sich günstig auf den Blutdruck auswirken soll, wenn doch Kalziumantagonisten Blutdruck senkend wirken und eine erhöhte Kalziumkonzentration in der Zelle als ein wichtiger Mechanismus bei der Hypertonieentstehung betrachtet wird.

Man kann es sich so erklären, dass durch die erhöhte Kalziumzufuhr ein Kalziummangel (außerhalb der Zelle) bei Hypertonikern behoben wird. Dadurch wird die Kalziumkonzentration in der Zelle (z.B. der Gefäßzelle) normalisiert.

Tatsächlich deuten vereinzelte Berichte auf einen Blutdruck senkenden Effekt einer erhöhten Kalziumzufuhr hin. Die bisherigen Befunde reichen noch nicht aus, um auf ihrer Basis diätetische Empfehlungen auszusprechen. Wenn Sie sich jedoch sehr einseitig ernähren, z.B. wenig oder keine Milchprodukte konsumieren und eine niedrige Kalziumkonzentration im Blut haben, sollten Sie Ihre Kalziumaufnahme erhöhen. Die empfohlene Kalziumzufuhr liegt bei 1000 mg/Tag für Erwachsene, und 1500 mg für Senioren. Mit einem Liter Milch im Laufe des Tages haben Sie bereits Ihren Kalziumbedarf gedeckt: Milch und Milchprodukte enthalten ca. 120–150 mg Kalzium pro 100 ml bzw. 100 g.

Besonders viel Kalzium enthält grünblättriges Gemüse, z.B. der im Winter sehr beliebte Grünkohl, aber auch Fenchel, Lauch, Brokkoli und Bohnen.

Wie beeinflusst Magnesium den Blutdruck?

Die Daten zur Blutdruck senkenden Wirkung einer alleinigen Erhöhung der Magnesiumzufuhr sind noch spärlicher als diejenigen zur Kalziumzufuhr. Sie erlauben derzeit noch keine generelle diätetische Empfehlung.

Diuretisch behandelte Hypertoniker, Diabetiker und Alkoholiker haben häufig einen Magnesiummangel. Für sie kommt evtl. eine zusätzliche Magnesiumgabe in Betracht. Magnesiummangel kann sich z.B. durch vermehrte Wadenkrämpfe äußern. Die derzeit empfohlene tägliche Magnesiumzufuhr beträgt 300 mg.

WISSEN

Das ist zu beachten, wenn Sie Diuretika einnehmen

Wenn Sie Thiaziddiuretika (siehe Seite 117–120) einnehmen, haben Sie eine positive Kalziumbilanz, da Thiazide die Kalziumausscheidung vermindern. Wenn Sie erhöhte Kalziumwerte im Blut haben, sind Diuretika für Sie ungeeignet.

Diuretika, insbesondere stark wirkende Diuretika wie Schleifendiuretika, können zu Kalium- und Magnesiumverlusten führen. Wenn Sie Diuretika einnehmen ist es besonders wichtig, dass Sie sich kaliumreich ernähren. Wenn Sie zusätzlich zur Einnahme eines Diuretikums Magnesiumtabletten einnehmen, können Sie Ihren Blutdruck weiter senken (vorher mit Ihrem Arzt besprechen).

Maßvoller Alkoholgenuss ist erlaubt

Die Beziehung zwischen Alkohol und Hypertonie wurde erstmalig von Lian 1915 beschrieben. Er fand damals eine erhöhte Hypertonierate bei schweren Alkoholikern. Erst in den letzten Jahren fand der Zusammenhang zwischen Blutdruck und Alkoholkonsum wieder wissenschaftliches Interesse. Neuere Untersuchungen bestätigen die Beziehung zwischen starkem Alkoholkonsum und schwerer Hypertonie. Die Untersuchung von 5500 Zwillingspaaren ergab höhere Blutdruckwerte bei Trinkern im Vergleich zu Kontrollpersonen und insbesondere schwere Hypertonien bei schweren Trinkern.

Die genauen Mechanismen der alkoholbedingten Blutdrucksteigerung sind noch unklar. Unter anderem gibt es aber eine direkte Wirkung über das sympathische Nervensystem, die neben dem Blutdruck auch zu einem Anstieg der Pulsfrequenz führt. Alkohol führt zunächst dosisabhängig zu einer Gefäßerweiterung und anschließend zu einer Gefäßverengung mit Blutdruckanstieg.

Reduzieren Sie zu starken Alkoholkonsum. Falls Sie relativ viel Alkohol trinken, also täglich mehr als 1–2 Gläser Wein oder Bier, und eine schwere Hypertonie haben, könnte eine Reduktion bzw. völliger Verzicht Ihren Blutdruck erheblich senken.

Wo liegt die Grenze für gesunden Alkoholgenuss? Im Bereich des „milden" Alkoholkonsums besteht keine enge Beziehung zur Hypertonie. Erst ab einem Schwellenwert von 30 g Alkohol/Tag bzw. 210 g/Woche ist bei Männern mit einem negativen Einfluss auf den Blutdruck zu rechnen. Für Frauen liegt der Schwellenwert niedriger, nämlich bei 20 g Alkohol/Tag bzw. 140 g/Woche.

Moderater Alkholkonsum hat möglicherweise eine geringe Blutdrucksenkung zur Folge und hat zudem eine gewisse Schutzwirkung für die Gefäße und damit für Herz-Kreislauf-Erkrankungen.

WISSEN

Beziehung zwischen Alkoholkonsum und Blutdruck

In einer Untersuchung des Blutdruckverhaltens bei 132 Alkoholikern während des Alkoholkonsums, während einer Entziehung und nach einer Abstinenzperiode, zeigte sich eine enge Beziehung des Blutdrucks zum täglichen Alkoholkonsum in den letzten 3 Monaten. Der Blutdruck fiel bei den meisten Patienten während des Entzugs ab und blieb bei den dauerhaften Abstinenzlern auch niedrig.

WISSEN

Wie viel sind 30 g Alkohol?

30 g Alkohol entspricht:

- 2 Gläsern Bier (4–5% Alkoholgehalt) à 300 ml oder
- 2 Gläsern Wein (9–12% Alkoholgehalt) à 150 ml oder
- 3 Gläschen Likör oder Obstbrand (30–45% Alkoholgehalt) à 20 ml.

Essen Sie häufiger Fisch statt Fleisch

Eine Anreicherung der Kost mit mehrfach ungesättigten Fettsäuren führt zu einer Gefäßerweiterung und damit zur Blutdrucksenkung.

Wie wirken Fischöle?

Während in früheren Untersuchungen die Omega-6-Fettsäuren aus Pflanzenöl verwendet wurden, wurden in den letzten Jahren auch Omega-3-Fettsäuren aus marinen Fischölen untersucht. Eine Studie berichtet bei einer hochdosierten Therapie (50 ml pro Tag) über eine Blutdrucksenkung von ca. 7/4 mmHg nach vier Wochen. In einer anderen Studie wurde mit 4 g Fischöl pro Tag ebenfalls eine geringgradige, aber signifikante systolische und diastolische Blutdrucksenkung erreicht.

Zum jetzigen Zeitpunkt scheinen Empfehlungen für eine dauerhafte Einnahme von Fischölkapseln zur Blutdrucksenkung nicht gerechtfertigt. Es fehlt an Langzeituntersuchungen, die den Erfolg und auch die möglichen Nebenwirkungen einer solchen Therapie darlegen.

Für eine „natürliche" Umstellung der Ernährung – weniger Fleisch und mehr Fisch – sprechen die positiven Effekte auf die Blutfette, die Fließeigenschaften des Blutes und die Blutgerinnung. Eine solche Ernährung kann auch gegen eine Arterioskleroseentwicklung wirken. Darauf weisen epidemiologische Untersuchungen hin.

Wirkungen einer fischölreichen, fettmodifizierten Ernährung:

- Blutdrucksenkung,
- Verminderung der Blutgerinnselbildung,
- Verbesserung der Fließeigenschaften des Blutes,
- Abnahme der Triglyzeride (Neutralfette) im Blut,
- Zunahme des „guten" HDL-Cholesterins im Blut,
- verbesserte Gefäßfunktion.

WISSEN

Zusammenfassung zur Gewichtsabnahme und Ernährungsumstellung

- Diätetische Maßnahmen können den Blutdruck sehr effektiv senken. Neben der Gewichtsnormalisierung als insgesamt wirkungsvollste Behandlung eines erhöhten Blutdrucks bei Übergewichtigen mit Bluthochdruck hat die Einschränkung der Kochsalzzufuhr einen besonderen Stellenwert unter den nicht medikamentösen Therapieformen.
- Wenn Sie abnehmen, sinkt Ihr Blutdruck stärker als bei der Einnahme von Medikamenten.
- Sie sollten die Einschränkung Ihres Salzverbrauchs auf maximal 5 g/Tag mit einer Umstellung auf eine kaliumreiche Ernährung (viel Obst und Gemüse) koppeln, da diese Kombination wirkungsvoller ist als die alleinige Salzreduktion. Kalium und Natrium sind natürliche Gegenspieler hinsichtlich der Blutdruckregulation. Im Gegensatz zur überhöhten Kochsalzaufnahme ist der durchschnittliche Kaliumkonsum zu niedrig.
- Das Problem der Identifikation salzsensitiver Hypertoniker, die auf eine salzarme Diät mit einer Blutdrucksenkung reagieren, ist noch nicht befriedigend gelöst. Durch Blutdruckmessungen können Sie aber selbst einfach feststellen, wie stark Ihr Blutdruck aufgrund einer Salzreduktion sinkt.
- Als zusätzliche Maßnahme zur medikamentösen Therapie profitieren jedoch alle Menschen mit Bluthochdruck von einer Salzreduktion. Ebenso profitieren alle Diabetiker von der Salzrestriktion, da sie eine erhöhte Natriumbilanz haben, die zur Hypertonieentstehung führen kann.
- Es gibt Hinweise dafür, dass eine Erhöhung sowohl der Kalzium- als auch der Magnesiumzufuhr Blutdruck senkend wirkt. Die Daten reichen noch nicht aus, um generelle Empfehlungen auszusprechen; spezielle Patientengruppen können aber von einer gesteigerten Zufuhr dieser Elektrolyte profitieren.
- Eine fischölreiche Ernährung hat ebenso wie eine vegetarische Ernährung einen positiven Einfluss auf Ihren Blutdruck. Darüber hinaus ist eine fettmodifizierte Ernährung bei allen Menschen angebracht, die gleichzeitig eine Fettstoffwechselstörung haben.
- Die Einschränkung des Alkoholkonsums kann eine wichtige antihypertensive Maßnahme sein; Alkoholabstinenz kann bei schwerer Hypertonie den Blutdruck normalisieren.
- Neuere Untersuchungen zeigen, wie durch eine Umstellung der Ernährung nicht nur ein bereits erhöhter Blutdruck gesenkt werden kann, sondern auch die Entstehung einer manifesten Hypertonie bei prädisponierten Personen verhindert werden kann.

Treiben Sie mehr Sport

Ausdauertraining ist sehr gut zur Blutdrucksenkung bei Hypertonikern geeignet. Es dient auch zur Vorbeugung einer Hypertonie bei disponierten Menschen mit noch normalen Blutdruckwerten. Wenn Sie sich bisher kaum bewegt haben, werden Sie durch Ausdauertraining einen deutlichen Blutdruckabfall erzielen können. Es besteht eine klare Dosis-Wirkungs-Beziehung zwischen der Dauer des körperlichen Trainings pro Woche und dem Ausmaß der Blutdrucksenkung: Je mehr Sport Sie treiben, umso stärker sinkt Ihr Blutdruck. Dieser Blutdruck senkende Effekt ist unabhängig von Alter und Geschlecht. Die Senkung wird bereits nach 3 bis 4 Wochen regelmäßigem Training erreicht. Nach ein bis zwei Wochen ohne Training steigt der Blutdruck allerdings wieder an. Sie müssen also am Ball bleiben. Die Eignung einer Sportart für Menschen mit Bluthochdruck hängt von folgenden Kriterien ab:

- Art der Belastung,
- der Kraftaufwand sollte gering sein,
- Belastungsumfang und -intensität sollten im mittleren Bereich liegen.

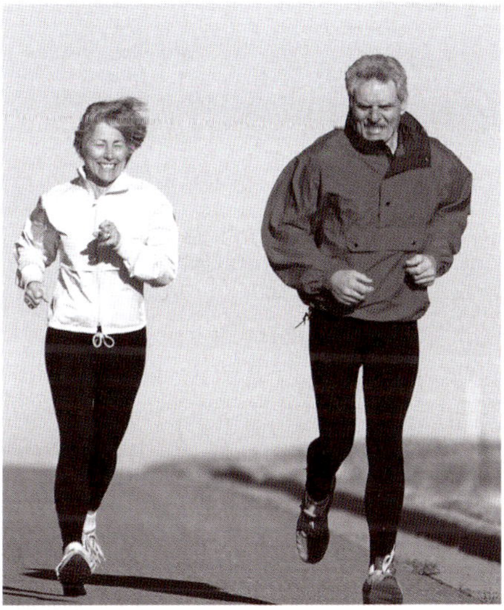

Ausdauersportarten wie Joggen sind ideal, um den Blutdruck zu senken.

WISSEN

Studien zeigen den günstigen Trainingseffekt

Der Blutdruck senkende Effekt durch körperliches Training ist bei Menschen mit Hochdruck deutlich ausgeprägter als bei solchen mit normalem Blutdruck, wie eine Analyse zeigt: Ausgewertet wurden 44 Studien mit 2677 Teilnehmern (Männer und Frauen) im Alter von 21 bis 79 Jahren. Die mittlere Blutdrucksenkung betrug bei den Menschen mit normalem Blutdruck ca. 3/2 mmHg und bei denen mit Bluthochdruck ca. 7/6 mmHg (systolisch/diastolisch).

WISSEN

Eignungsskala von Sportarten für Hypertoniker

	dynamisch	statisch	azyklisch
Belastungsart			
	gering	mittel	hoch
Kraftanteil			
Belastungsintensität			
Belastungsumfang			
emotionale Beanspruchung			

Beanspruchungsprofil Joggen als Positivbeispiel

	dynamisch	statisch	azyklisch
Belastungsart	■		
	gering	mittel	hoch
Kraftanteil	■		
Belastungsintensität		■	
Belastungsumfang		■	
emotionale Beanspruchung	■		

Beanspruchungsprofil Bodybuilding als Negativbeispiel

	dynamisch	statisch	azyklisch
Belastungsart		■	
	gering	mittel	hoch
Kraftanteil			■
Belastungsintensität			■
Belastungsumfang			■
emotionale Beanspruchung		■	

Welche Sportarten sind für Sie geeignet?

Jogging, Walking und Radfahren als aerobes Ausdauertraining sind die idealen Sportarten für Sie. Es sind dynamische Sportarten mit geringem Kraftaufwand, mittlerer Belastungsintensität, mittlerem Belastungsumfang und normalerweise geringem Ehrgeiz (siehe Abbildung).

Negativbeispiel. Bodybuilding hingegen ist ein reiner Kraftsport mit vielen statischen und zyklischen Elementen, einer sehr hohen Belastungsintensität, einem großen Belastungsumfang und ohne großen Ehrgeiz nicht durchzuhalten (siehe Abbildung).

Ausdauertraining ist besser als Krafttraining

Entscheidend für den Einfluss auf den Blutdruck ist der Kraftanteil der jeweiligen Sportart. Dieser sollte möglichst gering sein: Bei dynamischen, Ausdauer orientierten Sportarten steigt überwiegend der systolische Blutdruck und die Herzfrequenz an. Bei statischer und Kraft betonter Belastung steigen dagegen sowohl der systolische als auch der diastolische Blutdruck stark an. Insbesondere in Verbindung mit Pressatmung kann es unter statischer Belastung zu enormen Blutdruckanstiegen kommen: z.B. bei Beinpresse oder Gewichtheben mit Pressatmung auf 320/250 mmHg.

Wie Sie trainieren sollten

Steigern Sie Ihre Trainingsfrequenz nach Möglichkeit auf mindestens dreimal 30 Minuten pro Woche. Trainieren Sie dabei mit einer Intensität von 60–80% der maximalen Leistung und einem Belastungspuls von 180 minus Lebensalter. Wenn Sie Betablocker nehmen (siehe Seite 114–117), müssen Sie noch einmal ca. 10% abziehen, da die Betablocker zur Verlangsamung der Herzfrequenz führen.

Nach Belastungsende auf dem Fahrradergometer unterschreitet der Blutdruck in der Erholungsphase normalerweise die Ausgangswerte in Ruhe vor Belastung. Ähnlich reagiert der Kreislauf jeweils nach einem Training. In den ersten Stunden ist der Blutdruck niedriger als im übrigen Tagesverlauf. Damit wird das Blutdruckniveau über 24 Stunden insgesamt gesenkt.

Am Ruhepuls erkennen Sie Ihren Trainingszustand

Der einfachste und beste Parameter zur Beurteilung des Trainingszustands und

WISSEN

Empfehlenswerte Sportarten für Patienten mit Bluthochdruck

- Laufen
- Joggen
- Rad fahren
- Schwimmen
- Fahrad-Heimtrainer
- Wandern, Rudern, Paddeln
- Bergwandern
- Golf
- Skilanglauf in der Ebene

Für jüngere und gut eingestelle Patienten nach Rücksprache mit dem Arzt erlaubt

- Fußball
- Handball
- Basketball
- Volleyball
- Prellball
- Tennis
- Tischtennis
- Badminton
- Squash
- Surfen
- Reiten
- Bergsteigen
- Alpiner Abfahrtslauf

Weniger günstige Sportarten oder Gymnastikübungen

- Tennis
- Tischtennis
- Squash
- Alpiner Skilauf
- Kniebeugen
- Liegestütz
- Klimmzüge

Nicht empfehlenswerte Sportarten bei Bluthochdruck

- Gewichheben
- Ringen
- Boxen
- Geräte-Turnen
- Kraftsport
- Hantelübungen
- Bodybuilding
- Expanderübungen
- Kegeln
- Klettern am Berg
- Tauchen
- Wildwasser-Kajak

der Fitness ist der Pulsschlag im Ruhezustand (Ruhepuls). Ein regelmäßiges Ausdauertraining führt bereits nach einigen Wochen zu einer signifikanten Senkung des Ruhepuls. Ursächlich hierfür ist eine deutliche Abnahme der Aktivität des sympathischen Nervensystems durch das Training.

Ein Ruhepuls von 80/min spricht nicht für einen guten Trainingszustand. Ein Puls von 70/min zeigt eine deutlich bessere Fitness an; ein Puls von 60/min findet man bei gut trainierten Menschen.

Zehn Herzschläge/min weniger (z.B. 70 statt 80/min Ruhepuls) bedeutet 14.400 Schläge weniger allein in 24 Stunden. Daraus wird ersichtlich, dass ein guter Trainingszustand mit einem niedrigen Ruhepuls und einem niedrigeren Blutdruck das Herz sehr stark entlastet.

Bei wem ist eine vorherige ärztliche Untersuchung nötig?

Vor Aufnahme eines regelmäßigen Trainings ist insbesondere bei älteren und untrainierten Hypertonikern eine ärztliche Untersuchung mit EKG, einem Belastungstest und evtl. einer Herzschalluntersuchung notwendig. Dabei ist die Bewertung des Blutdruckverhaltens und der Durchblutung des Herzens unter Belastung von besonderer Bedeutung.

Ergibt die ergometrische Untersuchung bei Ihnen schon im niedrigen und submaximalen Bereich von 50–100 Watt bereits deutlich überhöhte Blutdruckwerte (> 200/120 mmHg), sollten Sie Ihren Blutdruck zunächst mit Medikamenten senken, bevor Sie mit dem Training beginnen, insbesondere wenn Sie zusätzlich unter einer Herzerkrankung leiden.

Was Sie bei einer Medikamenteneinnahme beachten müssen

Betablocker können für sonst gesunde Hypertoniker und insbesondere für Sport treibende Hypertoniker problematisch sein, weil sie die Leistungsfähigkeit bei Ausdauerbelastung beeinträchtigen und zu einer vorzeitigen Muskelermüdung führen können.

Hier sind ACE-Hemmer und AT_1-Rezeptorblocker zu bevorzugen (siehe Seite 108–114). Beide Substanzgruppen verhalten sich auch unter Belastungsbedingungen neutral und schränken die Energiefreisetzung nicht ein. Diese Substanzen sind daher für sportlich aktive Hypertoniker Mittel der ersten Wahl.

Müssen Sie wegen einer Herzerkrankung zusätzlich Betablocker einnehmen, sollten diese möglichst niedrig dosiert werden. Für die Kombinationstherapie sind die Diuretika sehr gut geeignet.

Unter dynamischer Belastung sollte bei behandelten Hypertonikern der Blutdruck unter Belastung nicht über das Niveau von Menschen mit normalem Blutdruck ansteigen. Das bedeutet z.B. bei einer Belastung mit 100 Watt auf dem Fahrradergometer, sollte der systolische Blutdruck möglichst 180 mmHg nicht überschreiten.

Was bringt das Ausdauertraining für Sie?

Besonders geeignet ist das Ausdauertraining natürlich für übergewichtige Menschen mit Bluthochdruck, um eine Gewichtsreduktion zu erreichen, die eine zusätzliche Blutdrucksenkung bewirkt. Eine halbe Stunde Joggen oder eine Stunde Walking verbrauchen ca. 300 Kilokalorien. Tägliches Training mit einem zusätzlichen Verbrauch von 300 Kcal/Tag führt nach einem Monat zu einer Gewichtsabnahme von 1,5–1,8 Kilogramm, sogar bei unverändertem Essverhalten.

Körperliches Training sollte am besten stets zusammen mit anderen Allgemeinmaßnahmen zur Blutdrucksenkung durchgeführt werden, wie Gewichtsreduktion, Ernährungsumstellung, Reduktion von Kochsalz und Alkohol (falls Sie bisher zu viel trinken, siehe S. 82f).

Wenn Sie nur eine leichte Hypertonie haben, können Sie allein mit Ausdauertraining Ihren Blutdruck normalisieren. Falls Sie unter einer mittelschweren Hypertonie leiden, können Sie mithilfe des Trainings Medikamente einsparen.

Stress bewältigen

Menschen reagieren unterschiedlich auf die oft hektischen Anforderungen des Alltags und des Berufslebens. Der Unterschied liegt nicht an den von außen gestellten Anforderungen, sondern in der Art und Weise, wie der Einzelne damit umgeht. Einige Menschen lassen sich im Wortsinne „von nichts aus der Ruhe bringen". Menschen mit zu hohem Blutdruck neigen dagegen dazu, sich selbst unter Druck zu setzen und körperlich aber auch seelisch unter starker Anspannung zu stehen.

Die ideale Maßnahme um Stress zu vermeiden, wäre die Ausschaltung aller Stressfaktoren. Das ist in der realen Welt leider nicht möglich. Sicher gibt es aber einige „selbst gemachte" Stressfaktoren, die mit Vernunft und Verstand ausgeschaltet oder vermieden werden können.

Die unausweichlichen Stressfaktoren am Arbeitsplatz, in der Familie und der Gesellschaft müssen zunächst erkannt werden. Danach ist eine Analyse des eigenen Bewertungsmusters in Bezug auf diese Faktoren notwendig. Erst wenn Sie sich selbst über die eigene Reaktion auf Ihre Stressfaktoren bewusst sind, können Sie daran gehen, Ihre eigene Stressreaktion zu beeinflussen. Die Stressreaktion, z.B. ein Blutdruckanstieg, erfolgt nämlich nicht automatisch und unausweichlich, sondern folgt direkt unserer inneren Bewertung.

WISSEN

Bei der Arbeit ist der Blutdruck höher als in der Freizeit

Insbesondere aus Deutschland gibt es inzwischen eine Reihe von Blutdruck-Langzeit-Untersuchungen am Arbeitsplatz. Es zeigt sich, dass im Durchschnitt der Blutdruck während eines Arbeitstages höher ist, als während eines Freizeittages. Der Blutdruckanstieg am Arbeitsplatz ist z.B. bei Industriemeistern, die als psychomental besonders belastete Arbeitnehmer gelten, im Vergleich zu anderen Berufsgruppen besonders hoch. Das resultiert wahrscheinlich auf der besonderen Situation mit hoher Verantwortung, aber wenig Entscheidungsspielraum, sowie mit Druck von unten und oben. Natürlich kann dieses Belastungsmuster am Arbeitsplatz auch auf andere Berufsgruppen in ähnlichen Arbeitssituationen übertragen werden.

Programme zur Stressbewältigung

Ziel einer Stressbewältigung ist es, möglichst früh ungesunde Verhaltens- und Verarbeitungsmuster, die zur Blutdrucksteigerung führen, zu erkennen und ein gesundes Stressbewältigungsprogramm einzuüben. Die Betroffenen werden angeleitet, die ungesunden Denk- und Bewertungsschemata in Form innerer Selbstgespräche zu erkennen und alternative Bewertungsprogramme und Selbstgespräche zu erarbeiten und einzuüben. Des Weiteren werden soziale Verhaltensweisen und Fertigkeiten eingeübt (angemessener Ausdruck von Ärger und Emotionen, Nein sagen, Forderungen stellen usw.).

Entspannungsverfahren

Wenn Sie Ihren Blutdruck auf natürlichem Wege senken wollen, sorgen Sie für mehr Entspannung in Ihrem Leben. Es gibt verschiedene Methoden, diese Entspannung zu erzielen, von denen einige im Folgenden beschrieben werden.

Was bringen Entspannungsmethoden? Für wen sind sie geeignet?

Entspannungsverfahren sind Methoden, die eine Entlastung und Wiederherstellung gestörter seelischer und körperlicher Funktionen bewirken sollen.
Das Ziel ist die Entspannungsreaktion, die sich in vegetativen Veränderungen zeigt:

- Abnahme der Muskelspannung,
- langsame und gleichmäßige Atmung,
- verminderter Sauerstoff-Verbrauch,
- verstärkte Hautdurchblutung,
- Abnahme der Herzfrequenz und
- Senkung des Blutdrucks.

Am besten sprechen diejenigen auf eine Entspannungsbehandlung an, die psychologisch eine vermehrte Ängstlichkeit und eine gesteigerte Aktivität des sympathischen Nervensystems (z.B. hohe Pulsfrequenz verbunden mit einem hohen Blutdruck) zeigen. Ungeeignet sind Entspannungsverfahren bei Zwangsneurosen, Hysterien und Psychosen.

Die Entspannungsverfahren sind eine ideale ergänzende Therapie; der Blutdruck kann akut und längerfristig gesenkt werden; unangenehme Nebenwirkungen sind nicht bekannt; angenehme Begleitwirkungen sind häufig.

Die progressive Muskelentspannung nach Jacobson

Diese Technik beruht darauf, dass einzelne Muskeln bzw. Muskelgruppen von Kopf bis Fuß kurzfristig willentlich angespannt und dann wieder entspannt werden. Der Sinn ist das Erleben von Anspannung und Entspannung, des Wechsels von Druck und Druckentlastung. Die Anspannung und Entspannung der Muskeln geschieht in einem gleichmäßigen Rhythmus, in bequemer Sitzhaltung, mit geschlossenen Augen. Die Technik ist relativ einfach erlernbar.

ÜBUNG

Entspannen Sie sich mit progressiver Muskelentspannung

Lesen Sie die Übungen mehrmals durch, probieren Sie sie aus und »verinnerlichen« Sie sie. Nehmen Sie dann eine bequeme Sitzhaltung ein und schließen Sie die Augen. Spannen und entspannen Sie nun in nachstehender Reihenfolge Ihre Muskeln. Sie können sich auch von Ihrem Partner oder Freund instruieren lassen.

Unterarme

Anspannung: Ballen Sie eine Faust (etwa fünf bis acht Sekunden) und achten Sie auf das Spannungsgefühl in den Muskeln des Unterarms und der Hand.

Entspannung: Lassen Sie vollständig los (etwa 30 Sekunden). Beobachten Sie die Empfindungen im entspannten Unterarm und in der Hand (vielleicht Kribbeln, Wärmegefühl, Schweregefühl, angenehme Lockerung usw.). Wiederholen Sie die Übung mit beiden Fäusten.

Oberarme: Bizeps

Anspannung: Spannen Sie die Bizepsmuskeln an, indem Sie die Arme beugen. Dabei sollten die Unterarmmuskeln möglichst entspannt bleiben.

Entspannung: Lassen Sie wieder ganz locker und lassen Sie die Arme bequem ruhen. Achten Sie auf die im Vergleich zur Anspannung unterschiedlichen Empfindungen – auf die Lockerung und Lösung – in den Oberarmmuskeln.

Oberarme: Trizeps

Anspannung: Spannen Sie nun die Trizepsmuskeln an, indem Sie die Arme strecken. Falls Sie im Liegen üben, lassen Sie dazu die Unterarme flach auf dem Boden liegen und drücken Sie sie nach unten gegen die Unterlage. Die Handinnenflächen zeigen dabei nach oben.

Entspannung: Lösen Sie die Anspannung und lassen Sie die Schultern fallen. Achten Sie auf die Entspannungsgefühle in den Schultern.

Schultern

Anspannung: Ziehen Sie die Schultern hoch und spannen Sie die Schultermuskeln an.

Entspannung: Lösen Sie die Anspannung und lassen Sie die Schultern fallen. Ach-

ÜBUNG FORTS.

ten Sie auf die Entspannungsgefühle in den Schultern.

Nacken
Drücken Sie den Kopf nach hinten und spannen Sie die Nackenmuskeln an. Dann wieder ganz locker lassen.

Gesicht
Zähne aufeinander beißen, Augen zusammenkneifen, Gesichtsmuskeln anspannen, indem Sie eine Grimasse machen. Dann das Gesicht wieder ganz loslassen.

Rückenmuskeln
Spannen Sie die Rückenmuskeln an, indem Sie die Schulterblätter nach hinten ziehen. Dann lösen Sie die Spannung der Rückenmuskeln vollständig.

Bauchmuskeln
Bauchmuskeln anspannen, indem Sie die Bauchdecke »hart« machen oder den Bauch einziehen oder herausdrücken. Bauchmuskulatur wieder locker lassen.

Oberschenkel und Gesäßmuskeln
Kneifen Sie die Gesäßbacken zusammen, spannen Sie die Oberschenkel an. Dann lösen Sie die Spannung wieder.

Unterschenkel: Wadenmuskeln
Drücken Sie Füße und Zehen nach unten (vom Gesicht weg), sodass Spannung in den Wadenmuskeln spürbar ist. Dann lassen Sie die Wadenmuskeln wieder ganz locker und die Beine bequem ruhen.

Unterschenkel: Schienbeinmuskeln
Ziehen Sie Zehen und Füße in Richtung Gesicht, sodass Sie Spannung an Ihren Schienbeinen verspüren. Dann loslassen und Beine wieder bequem ruhen lassen.

Zurücknahme
Falls man anschließend nicht schlafen will, beendet man die Übung, indem man die Arme mehrmals fest beugt und streckt. Wenn man mag, kann man sich auch recken und strecken. Dann atmet man tief durch und schlägt die Augen wieder auf.

Autogenes Training

Das autogene Training erfolgt durch Selbstanweisung. Die Technik ist ebenso wie bei der progressiven Muskelentspannung einfach zu erlernen; hilfreich kann es sein, zu Anfang einen entsprechenden Kurs zu besuchen, um danach das autogene Training eigenständig zu Hause weiter zu betreiben. Es besteht aus sechs körperbezogenen Übungen,

- die ein Schwere- und Wärmegefühl in den Extremitäten,
- eine Leichtigkeit der Atmung,
- eine angenehme Empfindung in der Herzgegend,
- eine Wärme im Bauchraum,
- und eine Kühle im Bereich der Stirn erzeugen sollen.

Meditation

Ein Weg zur Gelassenheit, der aus der Welt der östlichen Philosophie und Religion übernommen wurde, ist die Meditation. Das Ziel bei allen Meditationsverfahren ist eine größere Harmonie mit sich und der Welt. Wenn Sie meditieren, erlangen Sie einen Zustand der Entspannung und Ruhe, der nichts mit Schlafen oder Dösen gemein hat, denn Ihr Geist wird wach und klar sein. Das Meditationsverfahren Ihrer Wahl erlernen Sie am einfachsten in einem entsprechenden Kurs. Es ist wichtig, regelmäßig zu meditieren/üben.

Yoga

Beim Yoga werden durch spezielle Übungen die Muskeln gedehnt und weniger angespannt. Die Übungen werden grundsätzlich langsam und ruhig ausgeführt und folgen dem Atemrhythmus. Bei regelmäßiger Übung wird nicht nur der Kreislauf reguliert, sondern Sie werden mit der Zeit auch gelenkiger. Um die verschiedenen Übungen zu erlernen, sollte ein Yoga-Kurs besucht werden. Im Folgenden sollen beispielhaft zwei Basisübungen (aus dem Buch Bluthochdruck – Hilfe durch Yoga im täglichen Leben, siehe Anhang) dargestellt werden

ÜBUNG

Yoga-Atemübung

Legen Sie sich flach und bequem auf den Rücken. Die Arme liegen ausgestreckt neben dem Körper mit nach oben weisenden Handflächen. Die ausgestreckten Beine fallen locker auseinander. Die Augen sind geschlossen.

Lenken Sie Ihr Bewusstsein auf den Atemvorgang.

Nehmen Sie bewusst wahr, wie Sie ein- und ausatmen. Sie werden spüren, dass sich bei zunehmender Entspannung die Ausatemphase automatisch verlängert und in eine Atempause übergeht, bis der Impuls zur nächsten Einatmung von selbst wieder kommt. In entspanntem Zustand dauert die Ausatmung ungefähr doppelt so lange wie die Einatmung. Legen Sie dann eine Hand auf Ihren Bauch, und spüren Sie die Bewegung des Bauches, die durch die Atmung hervorgerufen wird:

- während der Einatmung bewegt sich der Bauch nach oben,
- während der Ausatmung sinkt der Bauch entspannt nach unten.

Fühlen Sie die Bauchatmung 10 Atemzüge lang.

(aus Maheshwarananda: Bluthochdruck: Hilfe durch Yoga im täglichen Leben. 2004, S. 22/23

ÜBUNG FORTS.

Wirkung: Durch das Bewusstmachen der Atmung beruhigt sich der Atemrhythmus. Die Ausatmung wird länger, die natürliche Atempause nach jeder Aus- und Einatmung wird sich langsam einstellen. Die Atmung wird tiefer und effizienter, was eine wichtige Basis für die allgemeine Gesundheit ist. Die Bauchatmung ist eine Voraussetzung zur Beherrschung der Yoga-Vollatmung, bei der alle Teile der Lunge ausreichend mit Luft gefüllt werden. Die Konzentration auf die Bauchatmung wirkt beruhigend auf Körper und Geist, sie harmonisiert die Funktion des vegetativen Nervensystems und normalisiert den Blutdruck.

Körper strecken in Rückenlage

Nehmen Sie die Rückenlage, wie in der vorhergehenden Übung beschrieben, ein.

- Einatmend den rechten Arm hochheben und gestreckt neben den Kopf auf den Boden legen. Die rechte Hand und die rechte Ferse in die Gegenrichtung bewegen und dadurch die ganze rechte Körperseite dehnen.
- Ausatmend den Arm wieder neben den Körper legen und den Körper entspannen.
- Einatmend den linken Arm neben den Kopf auf den Boden legen. Die linke Hand und die linke Ferse in die Gegenrichtung bewegen und dadurch die ganze linke Körperseite dehnen.
- Ausatmend den Arm wieder neben den Körper legen und entspannen.

Führen Sie die Bewegung 5 × auf jeder Seite im Atemrhythmus durch.

Wirkung: Durch diese einfache Streckung und Dehnung des Körpers werden leichte Verspannungen in der Muskulatur und in den Gelenken gelöst. Auf Muskeln und Gelenke wirkt diese Dehnung als angenehme Entlastung , der Kreislauf wird angeregt und die Atmung vertieft.

Biofeedback

Biofeedback bedeutet die Rückmeldung biologischer Signale von Körperfunktionen, die üblicherweise nicht der bewussten Wahrnehmung oder Steuerung zugänglich sind (z. B. Atmung, Hautwiderstand, Herzfrequenz, Blutdruck). Die Rückmeldung erfolgt optisch oder akustisch. Biofeedback dient zur Erlangung einer tiefen Entspannung und zur willentlichen Beeinflussung vormals unbewusster Körperreaktionen, wie einem Blutdruckanstieg.

Biofeedbacktechniken werden in der Hypertonie seit langem eingesetzt. Die direkte Rückmeldung des Blutdrucks zur subjektiven Steuerung und Kontrolle war lange Zeit technisch nur unzureichend möglich. Bei der konventionellen indirekten Blutdruckmessung ist keine kontinuierliche Analyse und zeitgerechte Rückmeldung möglich. Hiermit ist eine Biofeedbackbehandlung nicht wirklich zu realisieren. Es wurden daher auch allgemein entspannende Verfahren wie respiratorisches Feedback (Atemfeedback) zur Blutdruckbehandlung eingesetzt, die technisch wenig aufwändig sind.

Online-Blutdruck-Biofeedback

Ein direktes Online-Feedback des Blutdrucks mit einer kontinuierlichen Analyse und Rückmeldung des Blutdrucks ist mit neuerer Technik realisiert und wird erfolgreich eingesetzt.

Die Blutdruckmessung erfolgt kontinuierlich z.B. über eine Fingermanschette über 30 Minuten. Die Blutdruckrückmeldung an den Patienten erfolgt aktuell direkt auf einem Monitor als Blutdrucksäule (systolisch oder diastolisch) animiert. Dabei ändert sich die Blutdrucksäule farblich und in ihrer Höhe entsprechend dem aktuellen Blutdruckverhalten.

Im diagnostischen Teil werden individuelle Stressoren aufgespürt und die begleitende Blutdruckreaktion erfasst. Dies geschieht in einer standardisierten halbstündigen Sitzung. Der Blutdruck ändert sich sehr rasch analog zum Gesprächsinhalt: bei unangenehmen Themen (aktuelle Probleme, Verletzungen, Enttäuschungen, Stresssituationen usw.) steigt der Blutdruck oft sehr stark an, bei angenehmen Inhalten und während einer Entspannung fällt der Blutdruck gewöhnlich ab. Die individuelle Blutdruckreaktion auf psychosoziale und emotionale Stressoren wird so vom Betroffenen erstmalig direkt erlebt.

Sie erleben so den direkten Zusammenhang zwischen Wahrnehmung, innerem Stresserleben und Ihrer Blutdruckreaktion. Dies ist meist eine tief greifende Erkenntnis. Die Rückmeldung des Blutdrucks kann in dieser Form als Detektor für eine zugrunde liegende Kernproblematik eingesetzt werden. Nach Herausarbeitung Ihrer individuellen psychologischen und sozialen Ursachen (Beruf, Familie, Partnerschaft, Einsamkeit usw.) kann Ihr Therapeut mit Ihnen daran arbeiten und Sie können den Erfolg gemeinsam an Ihrem Blutdruckverhalten in den weiteren Sitzungen online beobachten.

In den weiteren Sitzungen können Sie durch entsprechende Einweisung auch lernen, Ihren Blutdruck durch Entspannung und bewusste Umstrukturierung der Stressverarbeitung zu senken.

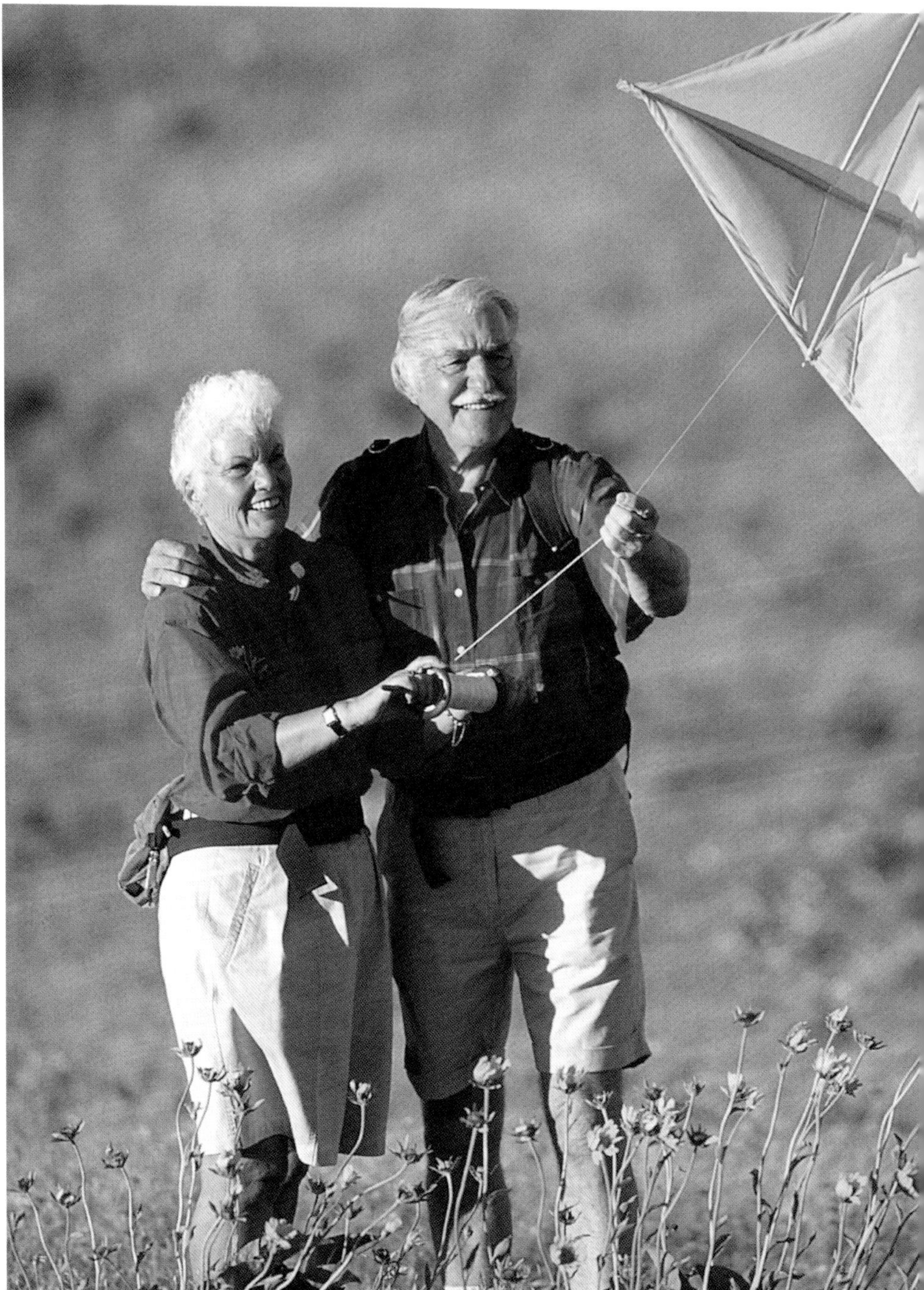

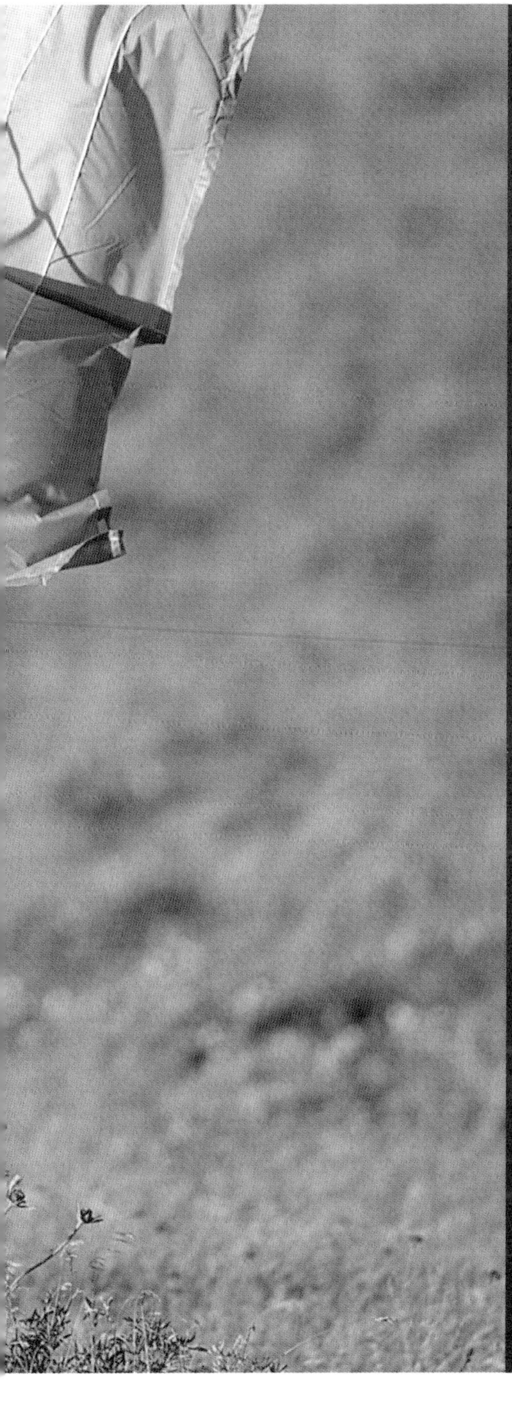

Medikamentöse Therapie

Es gibt zahlreiche gut wirksame Hochdruckmittel. Doch nicht jedes Medikament wirkt bei jedem Patienten gleich gut. Welches Präparat für Sie geeignet ist und welches infrage kommt, falls Sie Ihr jetziges Mittel nicht vertragen lesen Sie hier.

Wann ist eine medikamentöse Therapie notwendig?

Zur Behandlung des Bluthochdrucks stehen heute zahlreiche gut verträgliche Medikamente zur Verfügung. Selbstverständlich sollten diese Medikamente nur dann eingesetzt werden, wenn andere Maßnahmen, wie z. B. Gewichtsabnahme, Salzreduktion, mehr Bewegung u.a., allein nicht ausreichen oder wenn bestimmte Risiken bestehen. Die Tabelle gibt hierzu einen Überblick.

Für die medikamentöse Therapie gilt der Leitsatz: So viel wie nötig, und so wenig wie möglich.

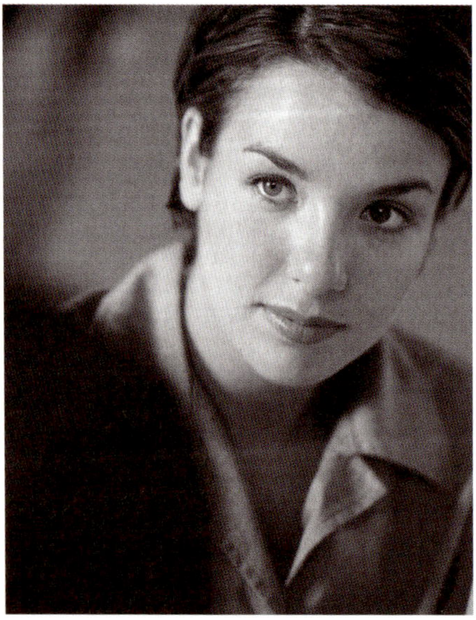

Auch wenn Sie ein Medikament einnehmen, sollten Sie trotzdem die allgemeinen nicht medikamentösen Maßnahmen einsetzen, die im vorherigen Kapitel beschrieben wurden, um bei den Medikamenten einsparen zu können und trotzdem eine optimale Blutdruckeinstellung zu erreichen!

Die Behandlung mit Medikamenten verbessert die Lebensqualität

Mit der heute zur Verfügung stehenden breiten Palette gut wirksamer und nebenwirkungsarmer Substanzen ist eine Blutdrucknormalisierung bei der Mehrheit der Hypertoniker möglich – ohne subjektive Verschlechterung. Hierzu ist die individuelle Auswahl der Substanzen mit „Fingerspitzengefühl" erforderlich. Damit gelingt nicht nur die Prävention schwer wiegender Herz-Kreislauf-Erkrankungen, sondern bei vielen Patienten auch eine Abnahme

Ob und welche Blutdruckmedikamente Sie nehmen, sollten Sie gemeinsam mit Ihrem Arzt entscheiden. Informieren Sie ihn auch über Ihre Erfahrungen, die Sie eventuell schon mit bestimmten Blutdrucksenkern gemacht haben.

subjektiver Beschwerden, die zunächst vielleicht nicht im Vordergrund stehen.

Eine Analyse der so genannten HOT-Studie (Hypertension Optimal Treatment) zur Lebensqualität der behandelten Patienten erbrachte den wissenschaftlichen Beleg dafür, dass die Lebensqualität durch eine Blutdrucknormalisierung (diastolisch 80 mmHg) selbst mit einer antihypertensiven Kombinationstherapie aus mehreren Substanzen nicht abnimmt, sondern verbessert wird. Tatsächlich berichten heute viele Patienten mit einer Blutdrucknormalisierung nach Wochen und Monaten über eine subjektive Verbesserung. Typische Symptome wie Schwindel und Kopfschmerz bei unbehandelten Hypertonikern klingen ab, wenn die richtigen Medikamente eingenommen werden. Sie können also davon ausgehen, dass die richtige Blutdruckeinstellung nicht nur schwere Folgeerkrankungen verhindert, sondern auch Ihre Lebensqualität verbessert.

Wie hoch ist mein persönliches Risiko für eine Folgeerkrankung?

Ob und welche Blutdruck senkenden Medikamente Sie nehmen sollten, hängt entscheidend davon ab, wie hoch das Risiko ist, dass Sie eine Folgeerkrankung erleiden. Daher empfiehlt die WHO (Weltgesundheitsorganisation) und die ISH (Internationale Hypertonie Gesellschaft) für jeden Patienten eine individuelle Risikokalkulation durchzuführen, die

- den Schweregrad der Hypertonie,
- weitere Risikofaktoren und Begleiterkrankungen
- sowie bereits vorhandene Organschäden und Folgeerkrankungen

berücksichtigt. Selbstverständlich hat sich auch die Deutsche Hochdruckliga diesen Empfehlungen angeschlossen.

Das 10-Jahres-Risiko

Das Risiko bezieht sich dabei auf die Wahrscheinlichkeit, ein schwer wiegendes Ereignis als Folge der Hypertonie (z.B. tödlicher und nicht tödlicher Herzinfarkt, Schlaganfall und andere) in den folgenden zehn Jahren zu erleiden. Dabei gilt eine Wahrscheinlichkeit von:

- < 15% als niedriges Risiko,
- 15 bis 20% als mittleres Risiko,
- 20 bis 30% als hohes Risiko und
- > 30% als sehr hohes Risiko.

Die individuelle Kalkulation für das 10-Jahres-Risiko ist sehr hilfreich für die Entscheidungsfindung zur medikamentösen Therapie. Sie können Ihr persönliches Risiko selbst ermitteln (siehe Tabelle Seite 102–103) und mit

Wann sollten Sie Medikamente einnehmen?

Blutdruck	120–129/80–84 mmHg	130–139/85–89 mmHg
Einschätzung	normaler Bereich	noch normaler Bereich
keine anderen Risikofaktoren	▪ durchschnittliches Risiko ▪ keine Medikamente erforderlich	▪ durchschnittliches Risiko ▪ keine Medikamente erforderlich
1–2 zusätzliche Risikofaktoren wie Übergewicht, Rauchen und erhöhte Cholesterinwerte	▪ geringes zusätzliches Risiko ▪ regelmäßige Blutdruckkontrolle, um ggf. veränderte Situation zu erfassen	▪ geringes zusätzliches Risiko ▪ regelmäßige Blutdruckkontrolle, um ggf. veränderte Situation zu erfassen
mehr als 2 zusätzliche Risikofaktoren oder Diabetes oder Schäden an Herz, Niere oder Gehirn	▪ mittleres zusätzliches Risiko ▪ medikamentöse Therapie	▪ hohes zusätzliches Risiko ▪ medikamentöse Therapie
Begleiterkrankungen des Herzens oder der Niere (z.B. Herz- oder Niereninsuffizienz)	▪ hohes zusätzliches Risiko ▪ medikamentöse Therapie	▪ sehr hohes zusätzliches Risiko ▪ medikamentöse Therapie

Ihrem Arzt eine gemeinsame Behandlungsstrategie besprechen und einen Behandlungsplan festlegen.

Was bedeutet mein individuelles Risiko für mich?

Es wird empfohlen bei einem sehr hohen Risiko (> 30%) sofort mit einer medikamentösen Therapie zu beginnen. Selbstverständlich ist es Ihnen letztlich selbst überlassen, ab welchem persönlichen Risiko Sie wie behandelt werden möchten. Manchem Hypertoniker scheint ein 10-Jahres-Risiko von 15–20% möglicherweise schon viel zu hoch, er möchte sicher gehen und mit der Behandlung beginnen. Es ist sicher sehr sinnvoll, bereits bei Werten > 120/80 mmHg und auch im niedrigen Risikobereich mit Allgemeinmaßnahmen zu beginnen, um das Risiko gering zu halten und einen weiteren Blutdruckanstieg mit dem Alter zu vermeiden.

Servicestelle der
Bayerischen Staatsregierung

Bayern.
Die Zukunft.

BAYERN | DIREKT
www.bayern.de Tel. 089 12 22 20

- Der direkte Draht zur Bayerischen Staatsregierung
- Tel.: 089 122220
- direkt@bayern.de
- www.bayern-die-zukunft.de

	140–159/90–99 mmHg	160–179/100–109 mmHg	› 180/110 mmHg
	leichte Hypertonie	mittelschwere Hypertonie	schwere Hypertonie
	▪ geringes zusätzliches Risiko ▪ medikamentöse Therapie erwägen	▪ mittleres zusätzliches Risiko ▪ medikamentöse Therapie	▪ hohes zusätzliches Risiko ▪ medikamentöse Therapie
	▪ mittleres zusätzliches Risiko ▪ medikamentöse Therapie	▪ mittleres zusätzliches Risiko ▪ medikamentöse Therapie	▪ sehr hohes zusätzliches Risiko ▪ medikamentöse Therapie
	▪ hohes zusätzliches Risiko ▪ medikamentöse Therapie	▪ hohes zusätzliches Risiko ▪ medikamentöse Therapie	▪ sehr hohes zusätzliches Risiko ▪ medikamentöse Therapie
	▪ sehr hohes zusätzliches Risiko ▪ medikamentöse Therapie	▪ sehr hohes zusätzliches Risiko ▪ medikamentöse Therapie	▪ sehr hohes zusätzliches Risiko ▪ medikamentöse Therapie

Die Risikokalkulation kann selbstverständlich auch benutzt werden, um nach entsprechender erfolgreicher Behandlungsdauer die Abnahme des Risikos durch die Blutdrucksenkung zu berechnen. Das fördert Ihre Motivation zur konsequenten und dauerhaften Fortführung der Behandlung.

Was tun, wenn Ihr Medikament nicht hilft?

Die richtige Auswahl der Medikamente ist nicht immer einfach, und gelegentlich müssen verschiedene Substanzen bzw. Kombinationen aus verschiedenen Substanzen ausprobiert werden, um den Blutdruck dauerhaft erfolgreich zu senken. Der Hauptgrund hierfür ist, dass die Wirkung einer Substanz im Einzelfall nicht immer vorausgesagt werden kann: Nicht jeder Patient spricht auf jede Substanz in gleicher Weise an. Eine Substanz, die bei einem Patienten sehr gut wirkt, kann bei einem anderen Patienten wirkungslos sein.

Mangelnde Wirkung. Wenn Sie bereits ein Medikament einnehmen, Ihr Blutdruck aber trotzdem nicht ausreichend sinkt, kann das folgende Gründe haben:

- Sie nehmen das Medikament nicht regelmäßig (täglich!) in der notwendigen Dosierung oder Häufigkeit ein, und es kann daher nicht richtig wirken. Sprechen Sie mit Ihrem Arzt, wenn Sie sich unsicher sind (siehe auch Seite 142–147).
- Es ist das falsche Medikament für Sie. Ein Medikamentenwechsel ist erforderlich.
- Dieses Medikament allein reicht nicht aus. Die Kombination mit einem zweiten Medikament ist nötig.

Auswahlkriterien. Ihr Arzt wählt Ihr Medikament nach bestimmten Kriterien aus. Dazu gehören Ihr Alter, Geschlecht, Nieren- und Herzfunktion, Herzrhythmus und Herzfrequenz, Begleiterkrankungen wie Zuckerkrankheit, und bereits vorhandene Organschäden, wie Schlaganfall, Herzinfarkt usw. Ihre Erfahrungen mit bisher eingenommenen Medikamenten sind natürlich auch wichtig. Nennen Sie daher Ihrem Arzt alle Blutdrucksenker, die Sie bisher eingenommen haben, und vor allem auch, ob Sie diese gut vertragen haben oder ob Sie Nebenwirkungen hatten.

Medikamentenwechsel. Sollte bei Ihnen ein Medikamentenwechsel erforderlich sein, stehen die Chancen sehr gut, dass ein anderes Medikament bei Ihnen besser wirkt. Denn es gibt mittlerweile eine große Auswahl gut wirksamer und nebenwirkungsarmer Antihypertensiva, die Ihnen ab Seite 106 im Einzelnen vorgestellt werden.

Kombinationsbehandlung. In der Regel wird die Behandlung zunächst mit einer

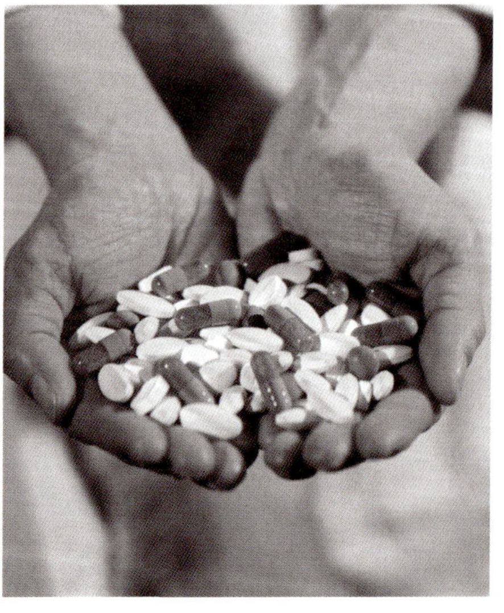

Es gibt zahlreiche Blutdruckmedikamente, die je nach Ihrem Gesundheitszustand und sonstigen Begleiterkrankungen unterschiedlich gut geeignet sind.

Substanz in niedriger Dosis begonnen, insbesondere wenn der Blutdruck nur leicht erhöht ist. Bei den meisten Patienten reicht jedoch eine Substanz allein nicht aus, um den Blutdruck in den Zielbereich zu senken. Sie brauchen meist eine Kombinationstherapie aus zwei oder mehreren Substanzen (möglichst in einer Tablette). Die Kombinationstherapie ist effektiver als die „Monotherapie" mit einer Substanz. Je höher der Blutdruck, umso größer ist die Wahrscheinlichkeit, dass mehrere Medikamente nötig sind.

Medikamentengruppen. Sowohl für die Monotherapie mit nur einer Substanz, als auch für die Kombinationstherapie werden heute folgende fünf Hauptsubstanzgruppen empfohlen: ACE-Hemmer, AT_1-Rezeptorblocker, Betablocker, Diuretika und Kalziumantagonisten. Die fünf Hauptsubstanzen können alle miteinander kombiniert werden. Es gibt allerdings bevorzugte, und weniger günstige Kombinationen (siehe Seite 127f).

Welches Medikament ist das richtige?

Welches Medikament bzw. welche Kombinationsbehandlung für Sie richtig ist, hängt von vielen Faktoren ab (Ihr Gewicht, Ihre Lebensgewohnheiten, mögliche andere Krankheiten oder Organschäden, die Einnahme weiterer Medikamente etc.). Es gibt mittlerweile eine breite Palette von Blutdrucksenkern, die alle in großen internationalen Studien ihre Wirksamkeit bewiesen haben (siehe Tabelle und Abbildung). Sie sind allerdings für unterschiedliche Patientengruppen unterschiedlich gut geeignet. Um Ihnen einen Überblick zu verschaffen, welche Medikamente für Sie geeignet sind und welche Vor- und Nachteile sie haben, werden diese im Folgenden ausführlich vorgestellt. Sie erhalten ebenfalls Informationen zu einem eventuell nötigen Medikamentenwechsel, falls Ihr bisheriges Präparat nicht die gewünschte Wirkung zeigt.

Welche Blutdrucksenker gibt es?

Die fünf wichtigsten Medikamentengruppen in der Hypertonietherapie

- ACE-Hemmer
- AT_1-Rezeptorblocker
- Betablocker
- Diuretika
- Kalziumantagonisten

Reservemedikamente

- Alphablocker
- Aldosteronantagonisten
- Antisymphatikotonika
- Vasodilatatoren

Medizingeschichte: Der Weg zum idealen Blutdruckmedikament

Die Entwicklung der Antihypertensiva ist auch eine deutsche Erfolgsgeschichte: Der erste Blutdrucksenker Hydralazin wurde 1950 unter dem deutschen Pharmakologen Franz Gross, dem Gründer der Deutschen Hochdruckliga, bei der Firma CIBA entwickelt. Mit Hydralazin und dem kurze Zeit später (1952) ebenfalls bei CIBA entwickelten Reserpin aus der indischen Schlangenwurzel war erstmals eine medikamentöse Dauertherapie möglich. Clonidin wurde 1966 von H. Stähle bei Boehringer in Ingelheim synthetisiert, und Albrecht Fleckenstein aus Freiburg veröffentlichte 1967 die erste Publikation zur pharmakologischen Wirkung der Kalziumantagonisten. Die Entwicklung der Diuretika fand vornehmlich bei der Hoechst AG in Frankfurt statt.

Die meisten Entwicklungen waren mehr oder wenig „zufällig“. Sowohl Hydralazin als auch die ersten Diuretika waren Nachfahren früherer Chemotherapeutika, die u. a. Blutdruck senkende und Wasser treibende „Nebenwirkungen“ zeigten. Die Entwicklung der Betablocker war dagegen schon gezielter; sie spielte sich im Wesentlichen im angelsächsischen Sprachraum ab. Die Engländer Prichard und Gillam beschrieben 1964 erstmalig die Wirkung von Propranolol, dem ersten Betablocker.

Die „Geburtsstunde“ der ACE-Hemmer war 1965 mit der Beschreibung der spezifischen Blutdruck senkenden Wirkung des Gifts von Bothrops jararaca, einer brasilianischen Schlange durch Ferreira. Die Entdeckungen von Timmermans und Kollegen begründete die Entwicklung der sog. Sartane, bzw. AT_1-Rezeptorblocker. Losartan war 1995 der erste Vertreter dieser neuesten Substanzgruppe.

Mit den AT_1-Rezeptorblockern scheint die vorläufige Spitze der pharmazeutischen Entwicklung erreicht zu sein. Sie erfüllen die Mehrzahl der Anforderungen, die an ein ideales Antihypertensivum gestellt werden, nämlich:

- gute Blutdruck senkende Wirkung über 24 Stunden bei einmaliger Einnahme am Morgen
- Reduktion der Sterblichkeit und Erkrankungsrate als Folge der Hypertonie
- Verhinderung von hypertensiven Organschäden bzw. deren Rückbildung
- keine Gewöhnungseffekte, d.h. keine nachlassende Wirkung
- keine spezifischen Nebenwirkungen, gute Verträglichkeit
- ohne negative Wirkungen im Zucker- und Fettstoffwechsel
- ohne negative Auswirkungen auf die Sexualfunktion
- gute Kombinierbarkeit mit anderen Blutdruckmedikamenten

Die drei wichtigsten Politiker Ihrer Zeit, der britische Premierminister Churchill, der amerikanische Präsident Roosevelt und der sowjetische Diktator Stalin, die am Ende des 2. Weltkriegs über Deutschlands und Europas Schicksal entschieden haben, sind letztlich alle an den Folgen einer Hypertonie verstorben: Churchill an einer hypertensiven Enzephalopathie (Hirnerweichung), Roosevelt an einem Schlaganfall und Stalin an einer Gehirnblutung. Eine medikamentöse Behandlung, wie wir sie heute kennen, war damals noch nicht vorhanden.

Im Jahre 1939 wurde beim damals 57-jährigen Franklin D. Roosevelt eine Hypertonie diagnostiziert. Eine effektive Therapie zur dauerhaften Blutdrucksenkung gab es damals noch nicht. Es entwickelte sich eine Herz- und Niereninsuffizienz, und schließlich starb Roosevelt im Frühjahr 1945, sechs Jahre nach der Diagnosestellung. Sein Nachfolger wurde Harry S. Truman, der im

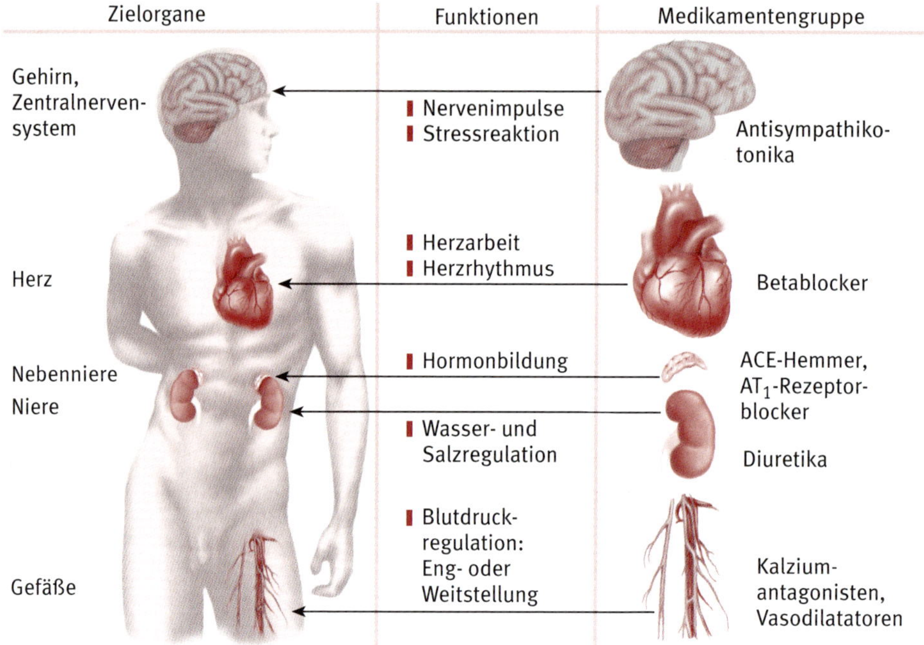

Wie und wo wirken die unterschiedlichen Blutdrucksenker?

Sommer 1945 an der Potsdamer Konferenz teilnahm. Wer weiß, wie die Nachkriegsgeschichte verlaufen wäre, wenn es damals bereits gut wirksame Blutdrucksenker gegeben hätte, die allen drei Politikern geholfen hätten, und vor schwer wiegenden Organkomplikationen bewahrt hätten.

ACE-Hemmer

ACE steht für Angiotensin-Conversions-Enzym. Dieses Enzym ist für die Bildung des Hormons Angiotensin verantwortlich – einer sehr stark Blutdruck steigernden Substanz. Angiotensin könnte man als „Gefäßspanner“ übersetzen. Es verengt die Blutgefäße und führt so zu einer Anspannung des Gefäßsystems mit einem Anstieg des Blutdrucks: Hypertonie bezeichnet letztlich immer eine erhöhte Anspannung im Gefäßsystem. Durch die Hemmung des Enzyms wird die Bildung von Angiotensin verhindert, und es tritt die Blut-

WISSEN

Wie wirken ACE-Hemmer?

Die ACE-Hemmer verhindern die Bildung von Angiotensin, einem sehr stark gefäßverengenden Hormon. Damit werden die Gefäßverengung und die Blutdruck steigernde Wirkung von Angiotensin verhindert.

druck senkende Wirkung der ACE-Hemmer ein. Angiotensin verengt nicht nur die Gefäße, sondern beeinflusst auch mehrere Organe, wie Herz, Nieren und Nebennieren: Es hat zahlreiche Wirkungen an diesen Organen, die zur Steigerung des Blutdrucks und Schädigung von Herz- und Nierenfunktion führen können.

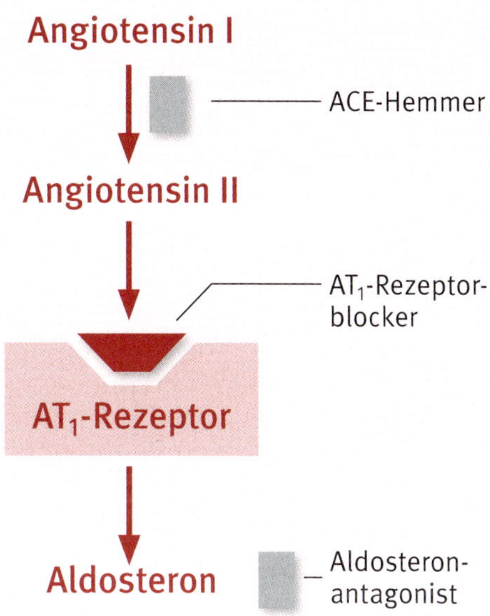

Angriffspunkte der ACE-Hemmer, AT_1-Blocker und Aldosteronantagonisten im Angiotensin-Aldosteron-System

ACE-Hemmer entlasten das Herz

Angiotensin ist neben dem Einfluss auf die Gefäßspannung und den Blutdruck auch an der Bildung eines weiteren Hormons, dem Aldosteron, beteiligt. Aldosteron wird in der Nebenniere (ein kleines der Niere aufsitzendes Organ) gebildet und verringert die Salz- und Wasserausscheidung über die Niere. Das kann in bestimmten Situationen lebensnotwendig sein, und hilft den Blutdruck auch bei Wasser- und Salzmangel zu stabilisieren. Bei erhöhtem Blutdruck ist die Aktivität der Hormone Angiotensin und Aldosteron jedoch nicht erwünscht. Hier wirken die ACE-Hemmer, AT_1-Blocker und Aldosteronantagonisten der schädlichen Hormonwirkung entgegen.

Wo genau die drei unterschiedlichen Substanzen im Angiotensin-Aldosteron-System eingreifen, zeigt die folgende Abbildung.

ACE-Hemmer blockieren das Conversions-Enzym und vermindern so die Bildung des aktiven Hormons Angiotensin II. Dadurch bleiben die Gefäße entspannt und es kann vermehrt Salz

Häufig verordnete ACE-Hemmer

Wirkstoff	Handelsname	Dosierung (mg)*		
Benazepril	Cibacen	1	×	2,5–40
Captopril	Lopirin tensobon u.a.	2–3	×	6,5–50
Cilazapril	Dynorm	1	×	0,5–5
Enalapril	XANEF Pres Benalapril u. a.	1	×	2,5–40
Fosinopril	Fosinorm dynacil	1	×	10–40
Lisinopril	Acerbon CORIC u.a.	1–2	×	2,5–20
Perindopril	Coversum	1	×	2–8
Quinapril	Accupro	1–2	×	10–20
Ramipril	Delix Vesdil	1	×	2,5–10
Spirapril	Quadropril	1	×	3–6

* Bemerkungen zur Dosierung: 1× bedeutet, die Substanz ist langwirksam und muss nur einmal am Tag (am Morgen) eingenommen werden, 1–2× oder 2× bedeutet, dass die Substanz in der Regel mehr als einmal eingenommen werden muss, um eine lang anhaltende Blutdrucksenkung über 24 Stunden zu erreichen. Angegeben sind die Minimal- und Maximaldosen (z.B. 10 oder 40 mg Enalapril), die bei Langzeitanwendung zur Behandlung der Hypertonie empfohlen werden. Die maximale Dosis wird meist nicht angewandt, um Nebenwirkungen zu verhindern. Es ist sinnvoller bei einer mittleren Dosierung mit einem anderen Medikament zu kombinieren, wenn der Blutdruck mit einem ACE-Hemmer allein noch nicht ausreichend gesenkt ist. Die absoluten mg-Bereiche (niedrig oder hoch) der verschiedenen Substanzen spielen für die Wirkung bzw. die Nebenwirkungen keine Rolle: z.B. ist Cilazapril nicht deswegen besser, weil die Dosierung von 0,5–5 mg geringer ist als der Dosisbereich von Enalapril mit 2,5– 40 mg bzw. umgekehrt!

und Wasser ausgeschieden werden. Das Herz wird dadurch doppelt entlastet: Es arbeitet gegen weniger Gefäßwiderstand und hat weniger Volumen zu pumpen. Der Blutdruck sinkt und das Herz muss weniger arbeiten.

Für wen sind ACE-Hemmer besonders geeignet?

ACE-Hemmer werden nicht nur erfolgreich zur Blutdrucksenkung eingesetzt, sondern auch zur Herzentlastung bei Herzschwäche (Herzinsuffizienz) oder nach einem Herzinfarkt. Bei einer Herzschwäche werden sie sogar gegeben, wenn der Blutdruck im Normbereich ist. So können die ACE-Hemmer insbesondere bei Herzinsuffizienz die Sterblichkeit deutlich senken sowie Luftnot und Wassereinlagerungen vermindern. Daher sind ACE-Hemmer besonders gut für Patienten mit Herz- und Nierenschäden geeignet.

Welche Nebenwirkungen können bei ACE-Hemmern auftreten?

ACE-Hemmer werden im Allgemeinen sehr gut vertragen. Sie haben aber leider den Nachteil, dass bei ca. 10 % der Patienten ein trockener Reizhusten auftritt. Dieser ist zwar harmlos, kann aber sehr lästig sein. Dann muss die Substanz abgesetzt und gegen ein anderes Medikament ausgetauscht werden, z.B. gegen einen AT_1-Blocker. Der Reizhusten kann sich eventuell erst nach einer längeren Einnahme des ACE-Hemmers einstellen.

Weitere mögliche Nebenwirkungen sind:

- Hautausschlag (sehr selten)
- Angioödem (allergische Schwellungen der Haut, z.B. im Gesicht und/oder der Schleimhaut, z.B. im Mund und Rachen: sehr selten)
- Geschmacksstörung (sehr selten).

Die Nebenwirkungen verschwinden wieder, wenn die ACE-Hemmer nicht mehr eingenommen werden.

Wer darf keine ACE-Hemmer einnehmen?

Wenn bei Ihnen eine Nierenarterienstenose (Einengung einer Nierenarterie, siehe auch Seite 27) bekannt ist, dürfen Sie keine ACE-Hemmer einnehmen. Wenn Sie eine eingeschränkte Nierenfunktion (Niereninsuffizienz) haben, müssen ACE-Hemmer sehr vorsichtig eingesetzt werden und die Therapie muss sehr sorgfältig überwacht werden. Die Wirkung ist hier sehr gut, bedarf aber besonderer Kontrollen! Kontraindikationen (Gegenanzeigen) im Beipackzettel beachten!

Auswahl des ACE-Hemmers

Für die Hypertoniebehandlung sollte möglichst ein lang wirksamer ACE-Hemmer ausgewählt werden, der nur einmal am Morgen eingenommen werden muss und trotzdem den Blutdruck zuverlässig über 24 Stunden senkt. Zu den lange wirksamen Substanzen gehören u. a. Benazepril, Enalapril, Fosinopril (s. o.). ACE-Hemmer sind auch in vielen Kombinationspräparaten (zusammen mit Diuretika oder Kalziumantagonisten) enthalten.

AT_1-Rezeptorblocker

Die AT_1-Rezeptorblocker oder kurz Sartane sind quasi eine Fortentwicklung der ACE-Hemmer. Sie verhindern, dass das Hormon Angiotensin II an seinem Rezeptor andockt (siehe Abbildung Seite 109). Ein Rezeptor (Bindungsstelle an einer Zelle) ist vergleichbar mit dem Schlüsselloch, in das der entsprechende Schlüssel passen muss, um zu funktionieren. Der Schlüssel ist in diesem Bild das Hormon Angiotensin. Wird das Schlüsselloch bzw. der Rezeptor durch ein Medikament blockiert, so spricht man von einem Rezeptorblocker. In diesem Fall wird der Angiotensin-Rezeptor (AT_1-Rezeptor) blockiert. Dadurch kann Angiotensin II nicht am Rezeptor andocken und die Gefäß verengende Wirkung des Angiotensin II bleibt aus. Als Folge sinkt der Blutdruck.

Die Wirkung von Angiotensin an den verschiedenen Organen wie Herz, Nieren, Nebennieren und Gefäßen wurde bei den ACE-Hemmern genauer beschrieben (siehe Seite 109). Die Verhinderung der Angiotensinwirkung an den verschiedenen Organen durch die Blockade mit den Sartanen wirkt sich daher ähnlich günstig aus, wie mit den ACE-Hemmern.

WISSEN

Wie wirken AT1-Rezeptorblocker?

Die AT1-Rezeptorblocker blockieren die Bindung von Angiotensin an den Arterien und an der Niere und führen so zur Blutdrucksenkung.

Sartane sind sehr gut verträglich

Die Sartane wirken zwar ähnlich wie die ACE-Hemmer, haben aber deutlich weniger Nebenwirkungen. Insbesondere der trockene Husten tritt bei den Sartanen nicht auf. Daher sind diese Substanzen eine sehr gute Alternative zu den ACE-Hemmern, insbesondere wenn unter der Therapie mit ACE-Hemmern Nebenwirkungen auftreten. Die Sartane können heute aber auch bereits als erstes Medikament verordnet werden, da inzwischen genügend Daten zur Wirksamkeit und Sicherheit dieser relativ neuen Substanzgruppe vorliegen. Nach bisherigem Kenntnisstand zeichnen sich die Sartane besonders dadurch aus, dass sie als erste antihypertensive Substanzgruppe offensichtlich keine spezifischen Nebenwirkungen haben. Das war bis dahin eigentlich nicht vorstellbar. Es gilt bisher die „Regel“: Was wirkt, hat auch Nebenwirkungen. Mit den Sartanen scheint diese Regel zum ersten Mal tatsächlich durchbrochen zu sein. Es ist nicht völlig ausgeschlossen, dass in Zukunft noch über sehr seltene

Welche AT1-Rezeptorblocker gibt es?

Wirkstoff*	Handelsname	Dosierung (mg)
Candesartan	Atacand Blopress	1 × 4–16
Eprosartan	Teveten	1 × 600–800
Irbesartan	Aprovel Karvea	1 × 150–300
Losartan	LORZAAR	1 × 50–100 2 × 50
Olmesartan	Olmetec Votum	1 × 10–40
Telmisartan	Micardis	1 × 20–80
Valsartan	Diovan Provas	1 × 80–160

*Die Gruppenbezeichnung Sartane bezieht sich auf die jeweilige Endung -sartan.

spezifische Nebenwirkungen berichtet wird. Es ist aber sehr bemerkenswert, dass bisher keine entsprechenden Berichte vorliegen, trotz der inzwischen weltweit breiten Anwendung.

Für wen sind AT_1-Rezeptorblocker besonders geeignet?

Besondere Vorteile haben die Sartane als Nierenschutz. Insbesondere bei Patienten mit Diabetes (Zuckerkrankheit), Hypertonie und einer bereits leicht eingeschränkten Nierenfunktion sind die Sartane offensichtlich anderen Substanzen überlegen und werden daher von den medizinischen Fachgesellschaften für diese Patienten besonders empfohlen.

Welche Nebenwirkungen können bei AT_1-Rezeptorblocker auftreten?

Die AT1-Rezeptorenblocker haben als erste und einzige Substanzgruppe keine bisher bekannten spezifischen Nebenwirkungen. Sie werden daher sehr gut vertragen. Unspezifische Nebenwirkungen, die z.B. durch eine anfänglich zu starke Blutdrucksenkung oder eine zu hohe Anfangsdosierung bedingt sein können, können bei allen Antihypertensiva beobachtet werden, so auch bei den Sartanen.

Wer darf keine AT_1-Rezeptorblocker einnehmen?

Für die AT_1-Rezeptorblocker gilt genau wie für die ACE-Hemmer ein Einnahmeverbot bei einer Nierenarterienstenose (Einengung einer Nierenarterie, siehe auch Seite 27). Wenn Sie eine eingeschränkte Nierenfunktion (Niereninsuffizienz) haben, müssen die AT_1-Rezeptorblocker sehr vorsichtig eingesetzt werden und die Therapie muss sehr sorgfältig überwacht werden. Kontraindikationen (Gegenanzeigen) im Beipackzettel beachten!

Betablocker

Betablocker heißen vollständig Beta-Rezeptoren-Blocker, weil sie die so genannten Betarezeptoren blockieren. Die Bedeutung von Rezeptoren wurde bei den AT_1-Blockern beschrieben. Beta-Rezeptoren sitzen in vielen Organen wie Herz, Niere, Gefäße, Lunge, selbst in der Blase. Sie binden die „Stresshormone" Adrenalin und Noradrenalin und vermitteln so deren Wirkung an den Organen, wie Erhöhung des Pulsschlags (Herzfrequenz), Anstieg des Blutdrucks und viele andere.

Unser biologisches Angst- und Fluchtprogramm

Die Stresshormone sind lebensnotwendig, um in Situationen mit akuter Gefahr eine sehr schnelle Aktivierung des Kreislaufs, der Muskeldurchblutung, des Stoffwechsels mit einem Anstieg von Zucker und Fetten im Blut zu bewirken. Dieses uralte Programm heißt Angst- und Fluchtreflex, weil es unseren Vorfahren das Überleben in einer noch unwirtlichen Umwelt ermöglicht hat: Schnelle Flucht und Angriff erforderten eine reflexartige Körperreaktion, die wir heute nur noch in Ausnahmesituationen benötigen. Selbst die Blutgerinnung wird im Rahmen dieses Notprogramms aktiviert, um ein Verbluten im Verletzungsfall zu verhindern. All dies sind notwendige Eigenschaften der

WISSEN

Wie wirken Betablocker?

Die Betablocker blockieren die Bindung der Stresshormone Noradrenalin und Adrenalin an den Beta-Rezeptoren der Arterien, am Herzen und an anderen Organen. Sie führen zur Blutdrucksenkung, Herabsetzung der Herzfrequenz (Pulsschlag) und Verminderung der Herzarbeit, insbesondere unter Belastung und Stress.

Häufig verordnete Betablocker

Wirkstoff	Handelsname	Dosierung mg	Bemerkungen
Atenolol	Tenormin u.a.	1 × 25–100	
Bisoprolol	Concor u.a.	1 × 2,5–10	
Carvedilol	Dilatrend Querto	1 × 12,5–25	bevorzugt bei Herzinsuffizienz
Celiprolol	Selectol u.a.	1 × 200–400	
Metoprolol	Beloc u.a.	1 × 50–100	kann auch bei Schwangerschaftshypertonie eingesetzt werden
Nebivolol	Nebilet	1 × 2,5–5	verursacht keine Sexualfunktionsstörungen
Pindolol	Visken	2–3 × 5	
Propanolol	Dociton Obsidan u.a.	2–3 × 40	unselektiv
Sotalol	Darob Sotalex u.a.	2 × 80	wirkt „antiarrhythmisch“: bevorzugt bei bestimmten Herzrhythmusstörungen
Talinolol	Cordanum	1 × 100	

x siehe Seite 117

Stresshormone, die in Gefahrensituationen sinnvoll sind.

Betablocker verhindern ungesunde Stressreaktionen

Leider wird das Angst- und Fluchtprogramm in unserer modernen Zeit auch in Situationen aktiviert, wo es eher Schaden anrichtet, z.B. im Alltagsstress am Schreibtisch, im Büro, am Arbeitsplatz, in der Familie usw. In diesen Situationen sind der Blutdruckanstieg und die Aktivierung von Stoffwechsel und Gerinnung überflüssig und sogar schädlich. Daher ist die Therapie mit Betablockern so erfolgreich in der Dämpfung bzw. Blockade der Stressreaktion. Blutdruck und Herzfrequenz werden gesenkt, und damit wird das Herz optimal entlastet.

Für wen sind Betablocker besonders geeignet?

Die Betablocker haben daher einen unvergleichlichen „Siegeszug" in der Therapie von Herzerkrankungen, wie Angina pectoris, Herzinfarkt und auch der Herzmuskelschwäche (Herzinsuffizienz) eingeleitet. Bei diesen Herzerkrankungen sind die Betablocker inzwischen Standardtherapie, auch wenn der Blutdruck normal ist. Für Patienten mit normalem Blutdruck gilt hier wie bei allen anderen Antihypertensiva, dass es zu keinem wesentlichen Abfall des Blutdrucks kommt, der evtl. zu stark und gefährlich sein könnte: Eine signifikante Blutdrucksenkung erfolgt immer nur dann, wenn der Druck auch tatsächlich erhöht ist.

Als Antihypertensivum werden Betablocker bevorzugt bei Patienten eingesetzt, wenn neben dem Blutdruckhochdruck eine Herzkranzgefäßerkrankung (KHK) oder eine Herzinsuffizienz bekannt ist, wenn gleichzeitig auch der Puls bzw. die Herzfrequenz erhöht ist (> 80/min), und wenn bei der Hypertonie erhöhter und chronischer Stress eine wesentliche Rolle spielen. Von dieser Stressabschirmung des Herzens durch Betablocker profitieren am besten die gestressten Patienten, sei es der Manager oder die Hausfrau.

Welche Nebenwirkungen können bei Betablockern auftreten?

Da die Betablocker eine Reihe von Nebenwirkungen haben können, die allerdings auch dosisdabhängig sind, ist die Auswahl der Patienten, die von einer Therapie mit Betablockern profitieren können, sehr sorgfältig vorzunehmen. Geringe Nebenwirkungen müssen manchmal in Kauf genommen werden, wenn der potenzielle und tatsächliche Nutzen für den Patienten deutlich überwiegt. Schließlich wirken Betablocker bei Patienten, die z.B. bereits einen Herzinfarkt hatten, deutlich lebensverlängernd.

Zu den möglichen Nebenwirkungen der Betablocker (Beipackzettel beachten) gehören:

- langsamer Pulsschlag (oft erwünschte zusätzliche Wirkung)
- Schlafstörungen/Alpträume
- Depression, Abgeschlagenheit, Leistungsminderung, Müdigkeit
- kalte Hände und Füße
- Potenzstörungen
- Herzrhythmusstörungen
- langsamer Pulsschlag (< 60 Schläge pro Minute)
- Gewichtszunahme
- Asthma bronchiale
- Durchblutungsstörungen der Beine
- Auslösung oder Verstärkung einer Schuppenflechte (Psoriasis)

Wer darf keine Betablocker einnehmen?

Wenn bei Ihnen eine der folgenden Erkrankungen (Gegenanzeigen = Kontraindikationen) vorliegt, dürfen Sie keine Betablocker einnehmen:

- bestimmte Herzrhythmusstörungen
- Bradykardie (zu langsamer Herzschlag: < 50/min)
- niedriger Blutdruck (< 100 mmHg systolisch)
- Asthma bronchiale
- schwere Durchblutungsstörungen der Beine.

Wegen Gegenzeigen (Kontraindikationen) auch den Beipackzettel beachten!

Auswahl der Betablocker

Die Betablocker unterschieden sich hinsichtlich ihres Wirkmechanismus deutlich voneinander. Das ist entscheidend für die Auswahl der Substanzen. Heute werden die so genannten selektiven Betablocker bevorzugt, die vorwiegend am Herzen wirken, wie z.B. Atenolol, Metoprolol, Bisoprolol, Celiprolol, Carvedilol und Nebivolol. Die Betablocker Nebivolol, Celiprolol und Carvedilol haben zusätzlich eine Gefäß erweiternde Wirkung.

Die Auswahl richtet sich auch nach dem Vorhandensein von Begleiterkrankungen, wie z.B. eine Herzinsuffizienz. Hier werden die Betablocker Bisoprolol, Carvedilol und Metoprolol bevorzugt. Bei besonderen Formen schneller Herzrhythmusstörungen wird Sotalol bevorzugt, und zur der Behandlung der Schwangerschaftshypertonie wird Metoprolol bevorzugt.

Diuretika

Diurese ist die medizinische Bezeichnung für Harnausscheidung. Diuretika sind Substanzen, die die Harnausscheidung über die Nieren erhöhen. Der Angriffsort der Diuretika ist dementsprechend auch die Niere. Nun ist es aber keineswegs so, dass mit der Einnahme der Diuretika oder „Wassertabletten" ständig mehr Harn ausgeschieden wird. Wäre das der Fall, würden wir irgendwann „ausgelaufen" sein. Tatsächlich

WISSEN

Wie wirken Diuretika?

Die so genannten „Wassertabletten" erhöhen die Salz- und Wasserausscheidung über die Nieren. Sie entlasten somit das Gefäßsystem und die Nieren von überschüssigem Salz und Wasser und senken so den Blutdruck.

Welche Diuretika gibt es?

Wirkstoff	Handelsname	Dosierung (mg)	
Amilorid	nur in Kombination mit anderen Diuretika: Moduretk Esmalorid u. a.	1 × 2,5–5	
Bendroflume-thiazid	nur in Kombination mit anderen Antihypertensiva: Sotaziden Dociretic pertenso u. a.	1–2 × 2,5–5	
Bumetanid	Burinex	1–2 × 0.5–1	
Chlorthalidon	Hygroton	1 × 12,5–25	
Clopamid	nur in Kombination mit anderen Antihypertensiva: Briserin Viskaldix	1 × 10–20	
Furosemid	Lasix u. a.	1–2 × 20–80	
Hydrochloro-thiazid	Esidrix Disalunil u. a. und in vielen Kombinationspräparaten	1 × 12,5–50	
Indapamid	Natrilix u. a.	1 × 1,5–2,5	
Piretanid	Arelix	1–2 × 3–6	
Spironolacton	Aldactone Osyrol u. a.	1 × 25–100	
Torasemid	Torem Unat u. a.	1–2 × 2,5–5	
Triamteren	nur in Kombination mit anderen Antihypertensiva: diucomb u. a.	1 × 25–50	
Xipamid	Aquaphor	1 × 5–40	

	Bemerkungen
	kaliumsparendes Diuretikum, nur in Kombination mit anderen Diuretika erhältlich
	als Einzelsubstanz nicht erhältlich
	kaliumverlierend, stark wirksames Schleifendiuretikum, für die Hypertonie weniger geeignet
	kaliumverlierend
	Zurückhaltung wg. der Kombination mit Reserpin bzw. Pindolol, kaliumverlierend
	nur bei eingeschränkter Nierenfunktion angezeigt, kaliumverlierend
	sehr bewährtes Diuretikum, kaliumverlierend
	kaliumverlierend
	kaliumverlierend
	kaliumsparendes Diuretikum
	kaliumverlierend
	kaliumsparendes Diuretikum
	kaliumverlierend

pegelt sich der Wasserhaushalt auf einen neuen (niedrigeren) Stand ein, auch wenn der Harndrang nach jeder Tablette erhöht sein kann. Eine verstärkte Wasserausscheidung tritt insbesondere zu Beginn der Therapie mit Diuretika auf, oder wenn nach einer Pause (Tablette vergessen oder bewusst ausgelassen) erneut mit der Einnahme begonnen wird.

Diuretika entlasten die Nieren

Der erhöhte Blutdruck sinkt unter der Therapie mit Diuretika, weil der Entzug von Wasser und insbesondere von Salz (Natriumchlorid = Kochsalz) aus dem Kreislauf, die Gefäße und die Nieren entlastet. Neben Salz werden auch andere Elektrolyte wie Kalium und Magnesium vermehrt ausgeschieden. Sinkt der Kaliumspiegel im Blut zu stark ab, kann als Alternative ein so genanntes Kalium sparendes Diuretikum gegeben werden, damit wird ein Kaliumverlust verhindert. Ein zu starker Magnesiumverlust kann sich als Wadenkrämpfe bemerkbar machen, dann muss Magnesium zusätzlich zugeführt werden.

Für wen sind Diuretika besonders geeignet?

Diuretika sind mit die ältesten und bewährtesten Hochdruckmittel. Wegen der Wasser treibenden Wirkung, werden sie insbesondere bei Hypertonikern eingesetzt, bei denen mit vermehrter Wasseransammlung gerechnet werden kann. Das trifft auf Frauen eher zu als auf Männer, auf Dickere eher als auf schlanke Hypertoniker, und insbesondere auf Patienten mit einer Herz- oder Niereninsuffizienz.

Sind bereits Wasseransammlungen im Körper nachweisbar, z.B. in den Beinen (Beinödeme), werden Diuretika auch unabhängig vom hohen Blutdruck, bei entsprechender Indikation eingesetzt. Diuretika sind sehr erfolgreich in der ausschwemmenden Therapie bei Herzinsuffizienz. Liegt eine eingeschränkte Nierenfunktion vor (erhöhtes Kreatinin), muss ein Diuretikum stets Bestandteil der Hypertonietherapie sein. Hier sind oft so genannte stark wirksame oder „Schleifendiuretika" notwendig, um die erwünschte Wirkung zu erzielen.

Welche Nebenwirkungen können bei Diuretika auftreten?

Diuretika können leider ungünstige Auswirkungen auf den Stoffwechsel haben, dies betrifft sowohl den Blutzucker, die Blutfette, als auch die Harnsäure. Entsprechende Kontrollen sind deshalb notwendig. In den heute verwendeten niedrigen Dosierungen sind

WICHTIG

Diuretika sind der universelle Kombinationspartner für alle anderen Antihypertensiva, wenn diese in ihrer Wirkung auf den Blutdruck nicht ausreichen.

diese Wirkungen allerdings nur noch gering.

Mögliche Nebenwirkungen der Diuretika sind:

- häufiges Wasserlassen
- Kaliumverlust
- Anstieg der Harnsäure
- Störungen im Zucker- und Fettstoffwechsel
- Blutdruckabfall im Stehen
- Potenzstörungen.

Wer darf keine Diuretika einnehmen?

Während einer Schwangerschaft und in der Stillzeit dürfen keine Diuretika eingenommen werden. Weitere Gegenanzeigen (Kontraindikationen) sind:

- niedrige Kalium- und Natriumwerte im Blut
- Flüssigkeitsmangel
- erhöhte Kalziumwerte im Blut
- Überempfindlichkeit gegen Sulfonamide (Antibiotika).

Kalziumantagonisten

Der Begriff Kalziumantagonisten ist nicht sehr glücklich, da er die Wirkweise nicht korrekt beschreibt. Pharmakologisch korrekt ist der Begriff Kalziumkanalblocker. Die Kalziumantagonisten hemmen die Aufnahme von Kalzium in die Gefäßmuskelzelle. Die Aufnahme des Kalziums erfolgt über Kalziumkanäle, die sich in jeder Zellmembran befinden. Denn unsere Gefäße haben eine eigene Muskulatur, die bei entsprechender Aktivierung dazu führt, dass Gefäße sich verengen bzw. zusammenziehen können. Hierfür ist Kalzium in den Zellen notwendig. Die Hemmung des Einstroms von Kalzium in die Zelle führt zu einer Entspannung und Erweiterung der Gefäße. Ansonsten greifen die Kalziumantagonisten nicht in den Kalziumstoffwechsel ein, insbesondere wird z.B. der Kalziumgehalt der Knochen nicht berührt.

Wirkung auf die Herzfrequenz. Es gibt drei unterschiedliche Gruppen von Kalziumantagonisten, die sich insbesondere bei ihrer Wirkung auf die Herzfrequenz unterscheiden: Verapamil und Diltiazem wirken ähnlich wie die Betablocker senkend sowohl auf Blutdruck und Herzfrequenz. Die anderen Substanzen verändern die Herzfrequenz wenig oder führen zu einem leichten Anstieg (siehe Tabelle).

Für wen sind Kalziumantagonisten besonders geeignet?

Kalziumantagonisten sind besonders geeignet, wenn bereits deutliche Arterienverkalkungen (Arteriosklerose) vorliegen.

Welche Nebenwirkungen können auftreten?

Mögliche Nebenwirkungen der Kalziumantagonisten sind:

- Wassereinlagerung an den Schienbeinen
- Hitzegefühl / roter Kopf
- Hautrötung, Juckreiz
- Kopfschmerzen, Schwindel, Benommenheit
- Verstopfung (Verapamil)
- Herzklopfen
- Herzschwäche
- besondere Herzrhythmusstörungen

WISSEN

Wie wirken Kalziumantagonisten?

Diese Medikamente greifen in den Kalziumaustausch an den Gefäßen ein, und führen somit zu einer Erweiterung der Gefäße und zur Blutdrucksenkung.

Häufig verordnete Kalziumantagonisten

Wirkstoff	Handelsname	Dosierung (mg)	Bemerkungen
Amlodipin	Norvasc	1 × 5–10	keine Beeinflussung der Herzfrequenz
Diltiazem	Dilzem u.a.	2 × 120–180 retard	senkt die Herzfrequenz
Felodipin	Modip Munobal	1 × 2,5–10 retard	keine Beeinflussung der Herzfrequenz
Lacidipin	Motens	1 × 2–6	keine Beeinflussung der Herzfrequenz
Lercanidipin	Carmen Corifeo	1 × 10–20	keine Beeinflussung der Herzfrequenz
Nifedipin	Adalat u. a.	2 × 20/40 retard	nur in Retardform für die dauerhafte Hypertoniebehandlung geeignet
Nisoldipin	Baymycard	2 × 2,5–10	keine Beeinflussung der Herzfrequenz
Nitrendipin	Bayotensin u.a.	1–2 × 10–20	keine Beeinflussung der Herzfrequenz
Nilvadipin	Escor Nivadil	1 × 8–16 retard	keine Beeinflussung der Herzfrequenz
Verapamil	Isoptin u.a.	1–2 × 120–140 retard	senkt die Herzfrequenz deutlich

Wer darf keine Kalziumantagonisten einnehmen?

Es gibt besondere Formen der koronaren Herzerkrankung bei der Kalziumantagonisten nicht eingenommen werden dürfen, nämlich:

- instabile Angina pectoris,
- akutes Koronarsyndrom
- und akuter Herzinfakt.

Kalziumantagonisten dürfen bis 6 Wochen nach einem Herzinfarkt nicht eingesetzt werden. Schwangere und stillende Mütter dürfen keine Kalziumantagonisten einnehmen.

Weitere Substanzen bzw. Reservemedikamente

Diese Substanzen haben häufigere und stärkere Nebenwirkungen als die fünf Hauptsubstanzgruppen, wirken kürzer oder zu stark. Sie werden daher nur als Reservemedikamente in Kombination mit anderen Substanzen eingesetzt, wenn mit den fünf Hauptsubstanzen keine ausreichende Blutdrucksenkung zu erreichen ist oder bei einer bestimmten Indikation, wie z.B. Methyldopa bei Schwangerschaftshypertonie oder Alpha-Blocker bei einer Prostatahypertrophie.

Alphablocker

Alphablocker sind den Betablockern in ihrer Wirkungsweise sehr ähnlich. Sie blockieren die so genannten Alpharezeptoren, die an verschiedenen Organen vorkommen und die Wirkung der Katecholamine (Stresshormone) vermitteln. Im Vergleich zu den Betablockern ist das Wirkungsprofil der Alphablocker etwas ungünstiger. Sie sind daher nur noch als Reservemedikation vorgesehen.

Wann werden Alphablocker eingesetzt? Wenn eine schwer einstellbare Hypertonie vorliegt und mit einer Kombination aus den fünf Hauptsubstanzklassen keine ausreichende Blutdrucksenkung zu erreichen ist oder Kontraindikationen oder schwere Nebenwirkungen bestehen, sind Alphablocker im Rahmen einer Kombinationstherapie sehr wirkungsvoll.

WICHTIG

Alphablocker müssen stets in Kombination mit einem Diuretikum verordnet werden.

Außerdem haben Alphablocker eine günstige Wirkung auf die Prostatafunktion bei einer Prostatavergrößerung. Sie werden daher bevorzugt bei Männern mit entsprechenden Beschwerden eingesetzt.

Welche Nebenwirkungen können auftreten? Es kann zu einem starken Blutdruckabfall kommen, mit den entsprechenden Symptomen Schwindel und Schwächegefühl bis zur Kollapsneigung.

Aldosteronantagonisten

Spironolacton hemmt das Wasser und Salz speichernde Hormon Aldosteron (siehe Seite 109). Es kommt nur bei bestimmten Hypertonieformen (Hyperaldosteronismus) zum Einsatz. Leider entwickelt sich sehr häufig eine schmerzhafte Schwellung der Brustdrüse (Gynäkomastie), so dass es häufig – insbesondere bei Männern – wieder abgesetzt werden muss.

Weitere Blutdruck senkende Medikamente

Wirkstoff	Handelsname	Dosierung (mg)	Bemerkungen
Alphablocker			
Bunazosin	Andante	1 × 3–12	
Doxazosin	Cardular Diblocin u.a.	1–2 × 4	wird auch bei Prostatahypertrophie eingesetzt
Prazosin	Minipress Adversuten u.a.	2 × 0,5– 3 × 5	
Urapidil	Ebrantil	2–3× 30–60	
Indoramin	Wydora	2 × 25– 3 × 50	
Terazosin	Flotrin Heitrin u.a.	1 × 1–20	
Aldosteronantagonisten (siehe auch unter Diuretika)			
Spironolacton	Aldactone Osyrol u.a.	1 × 25–100	wird bevorzugt beim Hyperaldosteronismus eingesetzt
Antisympathikotonika			
Moxonidin	Cynt Physiotens u. a.	1 × 0,2–0,4	hat nur eine kurze Wirkzeit und muss mehrmals täglich eingenommen werden
Clonidin	Catapresan u. a.	2 × $^1/_2$–1 Tbl. 0,15	hat nur eine kurze Wirkzeit und muss mehrmals täglich eingenommen werden

Wirkstoff	Handelsname	Dosierung (mg)		Bemerkungen
Reserpin	nur in Kombination mit anderen Antihypertensiva: Bendigon Briserin u. a.	1–3×	0,5–1	wird kaum noch verwendet: antiquiert
Methyldopa	Presinol u .a.	1–3×	125–375	kann bei Schwangerschaftshypertonie eingesetzt werden, für Dauertherapie nicht geeignet
Vasodilatatoren				
Dihydralazin	Nepresol	2–3×	25–50	hat nur eine kurze Wirkzeit und muss zwei- bis dreimal täglich eingenommen werden
Minoxidil	Lonolox		2,5–40	nur für sehr schwere oder schwer einstellbare Hypertonie, für Frauen nicht geeignet

Antisympathikotonika

Diese Substanzen wirken im Gehirn. Sie dämpfen die Aktivität des sympathischen Nervensystems und wirken so Blutdruck senkend. Leider haben einige dieser Substanzen neben der Blutdrucksenkung aber noch einige andere dämpfende Wirkungen, die dazu führen, dass diese Medikamente relativ schlecht vertragen werden.

Moxonidin und Clonidin. Beide Medikamente wirken über bestimmte Rezeptoren im Gehirn Blutdruck senkend. Als Reservemedikamente sind sie gut geeignet, insbesondere in der Kombination mit Diuretika und anderen Substanzen. Sie haben eine relativ kurze Wirkung und müssen daher mehrfach am Tag genommen werden.

Reserpin. Diese Substanz wirkt ebenfalls im Gehirn und hat daher leider unangenehme Nebenwirkungen, wie Mundtrockenheit, Schwindel und eventuell Depression. Reserpin hat heute in der modernen Hochdrucktherapie keine Bedeutung mehr.

Methyldopa. Methyldopa wird bevorzugt bei einer Hypertonie in der Schwangerschaft gegeben, da hiermit die besten Erfahrungen gemacht und keine Nebenwirkungen für Mutter und Kind beobachtet wurden. In der Schwangerschaft dürfen nur Substanzen eingesetzt werden, deren Unschädlichkeit für den Embryo nachgewiesen wurden. Methyldopa ist ansonsten wegen anderer ungünstiger Nebenwirkungen für eine Dauertherapie der Hypertonie nicht geeignet.

Vasodilatatoren

Vasodilatation heißt Gefäßerweiterung. Vasodilatatoren sind ältere Substanzen, die eine starke direkte Gefäßerweiterung bewirken, aber leider erhebliche Nebenwirkungen haben.

Dihydralazin. Dihydralazin ist eine sehr gut wirksame und relativ gut verträgliche Substanz. Die Wirkdauer ist allerdings sehr kurz. Dihydralazin muss daher dreimal täglich eingenommen werden. Es kommt ähnlich wie die Alpha-Blocker erst zum Einsatz, wenn das Blutdruckziel mit den anderen Substanzen nicht erreicht werden kann.

Die Blutdrucksenkung wird durch eine Erweiterung der arteriellen Gefäße erreicht.

Als Hauptnebenwirkung können rheumaartige Beschwerden mit Hautausschlag, Gelenkschwellungen und Fieber auftreten. Die Symptome klingen nach Beendigung der Therapie wieder ab.

Minoxidil. Minoxidil ist eine sehr stark Gefäß erweiternde Substanz. Sie kommt nur bei sehr schwerer und schwer einstellbarer Hypertonie im Einzelfall zum Einsatz, wenn die anderen Substanzen nicht zum Ziel führen. Minoxidil fördert den Haarwuchs, allerdings nicht nur des Kopfhaares. Daher ist die Substanz für Frauen nicht geeignet. Minoxidil muss wegen Wassereinlagerungen zwingend mit einem stark wirksamen Diuretikum, und wegen einer Steigerung der Herzfrequenz zwingend mit einem Betablocker kombiniert werden.

Wann ist die Kombination mehrerer Substanzen erforderlich?

Als Kombinationstherapie bezeichnet man die Kombination verschiedener Substanzen zur Blutdrucksenkung. Das ist bei über der Hälfte der Hypertoniker notwendig, um den Zielblutdruckwert zu erreichen. Die Kombination wird bevorzugt auch mit den Präparaten der fünf Hauptsubstanzgruppen durchgeführt. Kombinationstherapie heißt nicht automatisch auch mehr Tabletten. Es gibt inzwischen eine Vielzahl „fixer" Kombinationen, d.h. Tabletten mit zwei oder sogar drei verschiedenen Substanzen.

Kombinationspräparate werden heute aber nicht nur bei schwerer oder schwer einstellbarer Hypertonie eingesetzt, sondern durchaus auch bereits zu Beginn der Therapie bei leichter und mittelschwerer Hypertonie. Hier allerdings zunächst in niedriger bzw. sehr niedriger Dosierung, um den Blutdruck nicht sofort zu stark zu senken. Die Dosis wird evtl. im weiteren Verlauf gesteigert.

Die Grundlage einer Kombination ist meist ein ACE-Hemmer oder ein AT_1-Rezeptorblocker, der mit einem Diuretikum kombiniert wird. Bei Bedarf kann dann nach dem nebenstehenden Stufenschema weiter kombiniert werden.

WISSEN

Vorteile von Kombinationspräparaten

Die fixe Kombination von zwei oder auch drei verschiedenen Substanzen in einer Tablette hat folgende Vorteile:

- stärkere Blutdrucksenkung, wenn eine Substanz nicht ausreicht
- sinnvolle Ergänzung der verschiedenen Substanzen
- geringere Dosierung, weniger Nebenwirkungen
- weniger Tabletten.

Bei vielen Kombinationspräparaten sind mehrere Wirkstoffe in einer Tablette zusammengefasst.

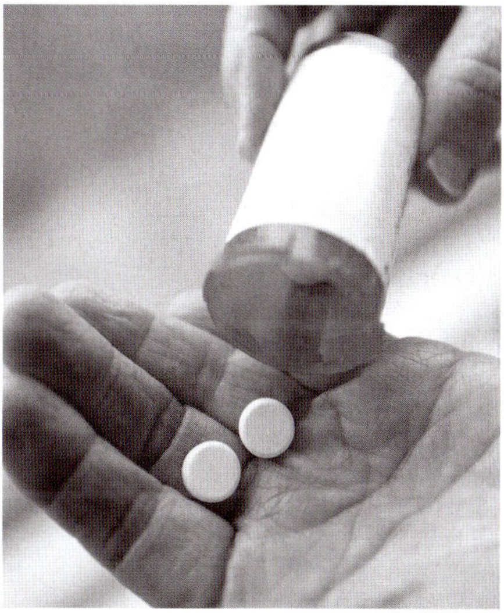

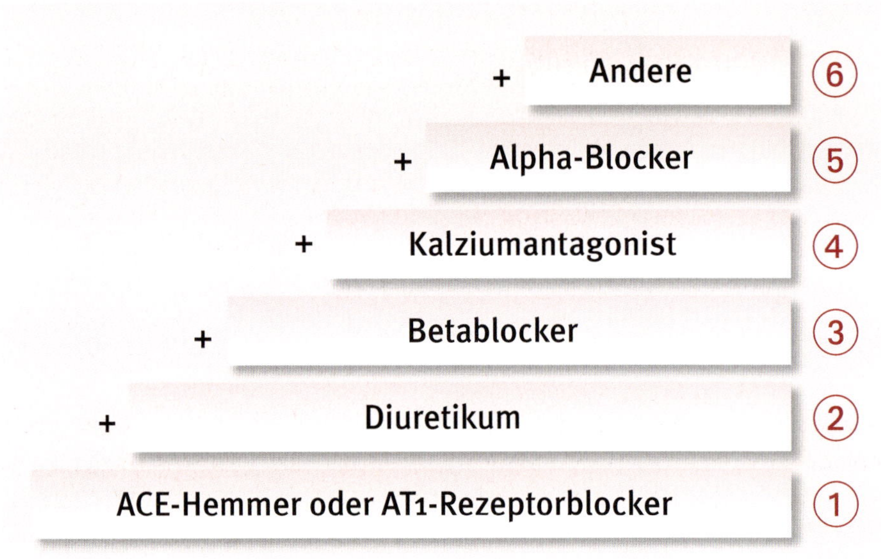

Antihypertensive Stufentherapie und Kombinationen.

Kombination mit einem Diuretikum

Sinnvoll sind die Kombinationen, wenn sich die Wirkungen der beiden oder mehrerer Substanzen ergänzen oder Nebenwirkungen aufheben, z.B. auch in der Kombination eines Kalium verlierenden Diuretikums mit einem Kalium sparenden Diuretikum (z.B. Hydrochlorothiazid plus Triamteren oder Amilorid).

Die Diuretika gelten als bester Kombinationspartner für alle anderen Substanzen. Sie gehören daher unbedingt zu jeder Kombinationstherapie. Günstige Kombinationen für eine Zweier- oder Mehrfachkombination

- Diuretikum plus ACE-Hemmer
- Diuretikum plus AT_1-Blocker
- Diuretikum plus Betablocker
- Diuretikum plus Kalziumantagonist
- Diuretikum plus ACE-Hemmer plus Betablocker oder/und Kalziumantagonist
- Diuretikum plus AT_1-Blocker plus Betablocker oder/und Kalziumantagonist.

Was kann man bei schwer einstellbarer Hypertonie tun?

Als schwer einstellbare Hypertonie wird ein erhöhter Blutdruck bezeichnet, der trotz einer Dreifachkombination (z.B. ACE-Hemmer, Diuretikum und Betablocker) nicht ausreichend (unter 140/90 mmHg) gesenkt werden kann. In diesen Fällen ist evtl. eine erneute Diagnostik notwendig, um die Nierenfunktion zu überprüfen oder sekundäre (organische) Ursachen der Hypertonie auszuschließen, die eventuell eine spezifischere Therapie erfordern.

Wird keine Niereninsuffizienz oder eine andere Ursache für eine schwer einstellbare Hypertonie gefunden, muss auf jeden Fall eine Ausweitung der Therapie mit einer zusätzlichen Substanz erfolgen, um den Blutdruck besser einzustellen. Die häufigste Ursache für eine nur scheinbar schwer einstellbare Hypertonie liegt allerdings darin, dass die Medikamente nur unregelmäßig und nicht in der richtigen Dosierung eingenommen werden. Bedenken Sie, dass die Blutdruckmedikamente regelmäßig über mindestens einen Zeitraum von 4–6 Wochen eingenommen werden müssen, um deren Wirkung beurteilen zu können.

WISSEN

Ursachen für eine schwer einstellbare Hypertonie

- Übergewicht, Gewichtszunahme
- unregelmäßige Medikamenteneinnahme
- Nierenfunktionsstörung
- andere Medikamente (z.B. Rheumamittel usw.)

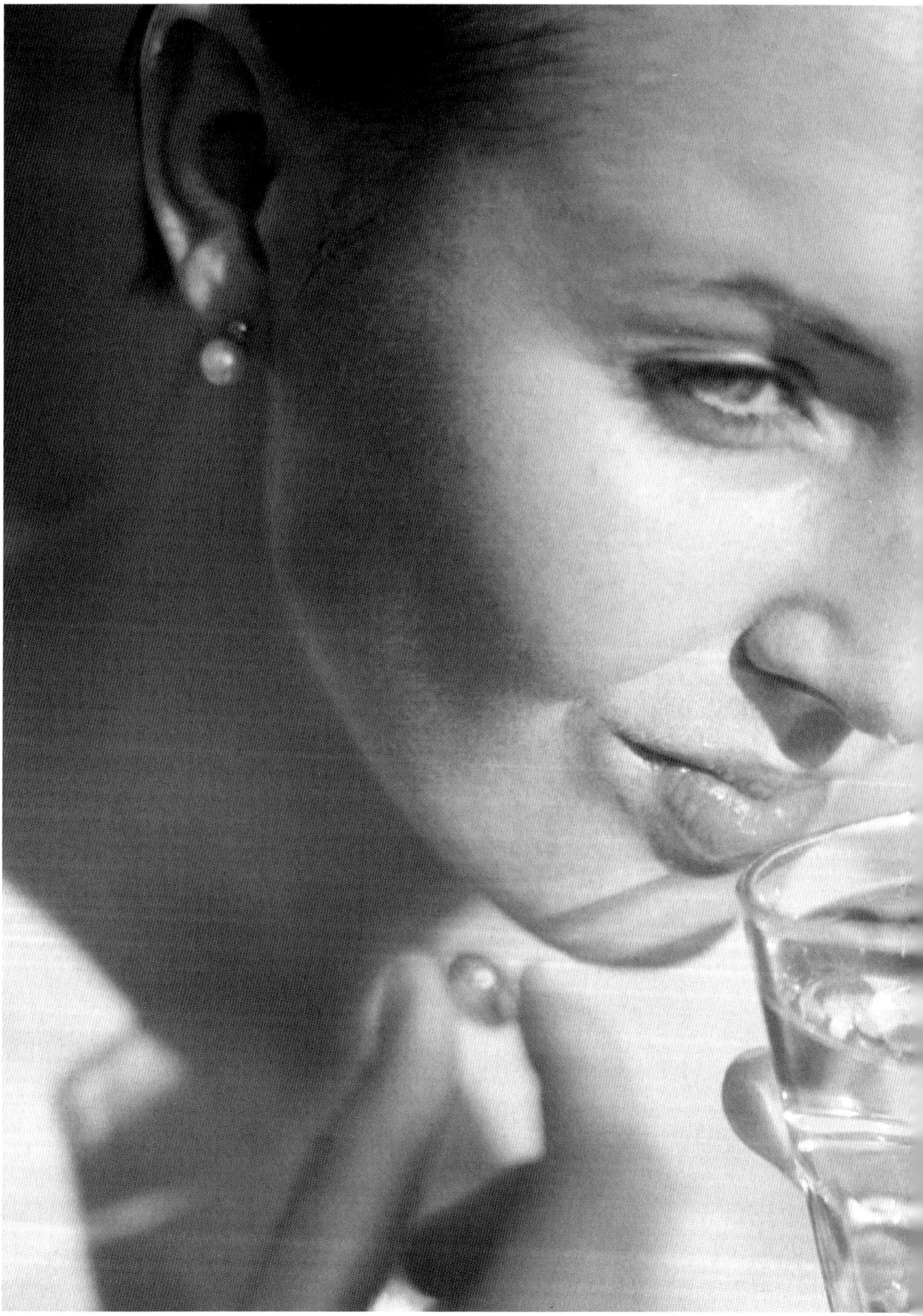

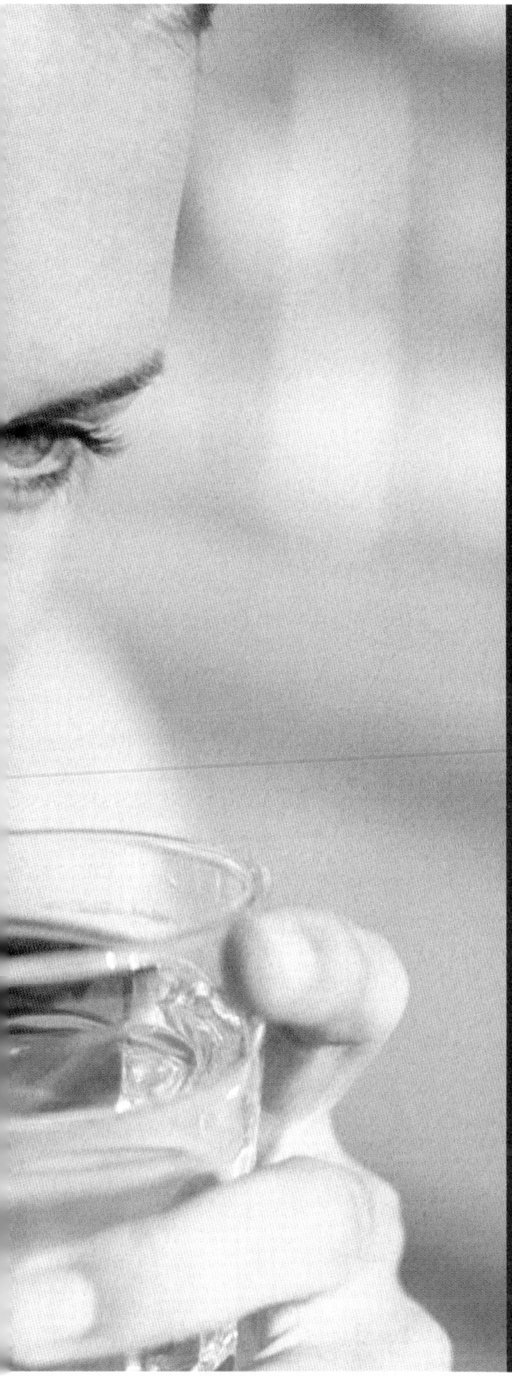

Die Einnahme von Medikamenten

Wenn Sie mit der Wirkung Ihres Blutdruckmedikaments unzufrieden sind oder Bedenken wegen möglicher Nebenwirkungen haben, finden Sie im folgenden Text wichtige Informationen. Sie erfahren auch, was Sie bei speziellen Problembereichen, wie Diabetes oder Schwangerschaft, beachten sollten.

Die richtige Einnahme der Antihypertensiva

Lassen Sie sich von Ihrem Arzt einen genauen Medikamentenplan erstellen. Diesen Plan sollten Sie stets bei sich tragen, insbesondere auf Reisen und außerhalb der Häuslichkeit. Auf Reisen sollten Sie auch stets einen ausreichenden Medikamentenvorrat mitnehmen.

Heute werden die Blutdruckmedikamente zu Beginn der Therapie im Vergleich zu früher deutlich niedriger dosiert, um einen zu starken Blutdruckabfall und Nebenwirkungen zu vermeiden. Jeder Patient reagiert auf ein Blutdruck senkendes Medikament anders. Die Wirkung ist im Einzelfall auch nicht voraussagbar, sondern muss ausprobiert werden. Ein neues Medikament sollte zunächst in häuslicher Umgebung eingenommen werden. Haben Sie ein Blutdruck-Selbstmessgerät, können Sie die Wirkung selbst überprüfen.

WICHTIG

Aus Sicherheitsgründen sollten Sie nach der ersten Einnahme eines neuen Medikamentes möglichst nicht Auto fahren. Dies gilt auch für einen Medikamentenwechsel.

Am besten gleich beim Aufstehen einnehmen

In der Regel werden die Blutdruckmedikamente morgens eingenommen. Sie sollten allerdings so früh wie möglich, am besten noch auf der Bettkante („Nachttischmedikation") eingenommen werden, um so früh wie möglich in den Genuss der Wirkung zu kommen. Da der Blutdruck morgens, insbesondere nach dem Aufstehen stark ansteigt, ist eine rechtzeitige Einnahme notwendig, denn oft reicht die Wirkung der Tabletten vom Vortag nicht aus, um den morgendlichen Bluthochdruck ausreichend zu senken.

Häufig wird empfohlen, die Blutdruckmedikamente morgens mit dem Frühstück oder nach dem Frühstück einzunehmen. Hintergrund ist, dass man meint die Medikamente würden besser vertragen, wenn sie nicht nüchtern eingenommen werden. Die Erfahrung zeigt jedoch, dass die meisten Patienten keinerlei Problem haben, ihre morgendlichen Medikamente sofort mit dem Aufstehen mit einem Glas Wasser „auf nüchternen Magen“ einzunehmen. Die Einnahme nach dem Frühstück kann im Einzelfall durchaus „zu spät“ sein:

Wenn Sie um 7.00 Uhr aufstehen, um 8.00 Uhr frühstücken und gegen 8.30 Uhr Ihre Blutdrucktabletten einnehmen, wird die erste langsame Wirkung auf den Blutdruck gegen 9.00 bis 9.30 Uhr einsetzen, also gut 2 Stunden nach dem Aufstehen. Das bedeutet, dass Ihr Blutdruck unnötigerweise 2 Stunden zu spät behandelt wurde. Die meisten Herzinfarkte und Schlaganfälle treten übrigens am Morgen gegen 9.00 Uhr auf. Das ist der Zeitpunkt des morgendlichen Blutdruckgipfels. Es gibt also sehr gute Gründe für eine möglichst frühe morgendliche Einnahme. Die Blutdruckmedikamente sind sehr magenfreundlich, daher reicht es auch die Einnahme mit einem Glas Wasser durchzuführen.

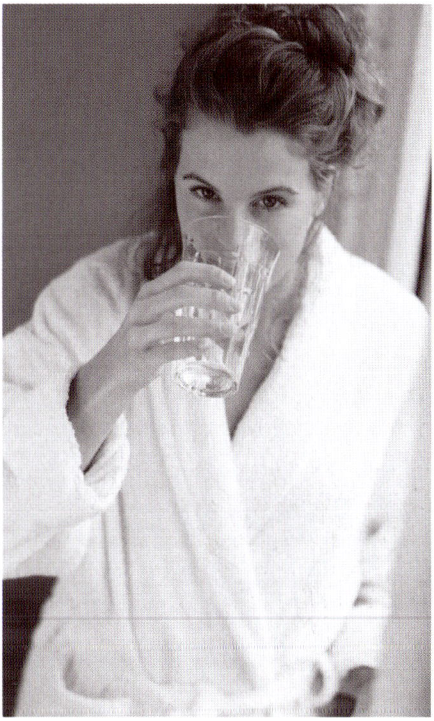

Wenn Sie nur einmal täglich Ihr Blutdruckmittel am Morgen nehmen müssen, ist es gut, wenn Sie es gleich beim Aufstehen einnehmen.

Die tägliche Einnahme ist wichtig

Die meisten der modernen Blutdruckmedikamente haben eine 24-Stunden-Wirkung, d.h. sie müssen in der Regel nur einmal am Tag (morgens) eingenommen werden. Innerhalb der verschiedenen Substanzgruppen gibt es allerdings z. T. deutliche Unterschiede hinsichtlich der Wirkdauer.

Blutdrucktherapie bedeutet immer auch eine tägliche Therapie. Blutdruckmedikamente werden nicht nach oder bei Bedarf eingenommen, d.h. wenn der Blutdruck (zufällig gemessen) erhöht ist. So eine „Bedarfstherapie“ ist zwar bei vielen Patienten und leider auch bei einigen Ärzten sehr beliebt. Sie ist aber grundfalsch und auch nicht ungefährlich. Durch diese unregelmäßige Medikamenteneinnahme kommt es zu erheblichen Blutdruckschwankungen; eine dauerhaft konstante Blutdruckkontrolle ist so nicht möglich. Mit der „Bedarfsmedikation" ist man stets zu spät dran, d.h. es braucht Zeit, um den bereits erhöhten Blutdruck zu senken. Wird nun nach erfolgreicher Senkung die Medikamenteneinnahme wieder ausgesetzt, steigt der Blutdruck früher oder später automatisch wieder an, weil ja keine Wirksubstanz zur Blutdrucksenkung mehr vorhanden ist. So kommt es zu einer Berg- und Talfahrt des Blutdrucks. Mit einer konstanten täglichen Einnahme wird der Blutdruck dauerhaft niedrig bzw. im Normbereich gehalten; nur so können die Folgeschäden erfolgreich verhindert werden.

Eine Anpassung der Dosis im Urlaub oder aus anderen Gründen sollte nur in Absprache mit dem Arzt vorgenommen werden. In der Regel ist eine Dosisreduktion im Urlaub nicht notwendig. Es ist keinesfalls so, dass bei allen Hypertonikern in jedem Urlaub der Blutdruck niedriger ist als im Alltags- und Berufsleben zu Hause. Außerdem besteht keine Gefahr einer zu starken Blutdrucksenkung, wenn die Medikamente auch im Urlaub weiter eingenommen werden.

Was Sie bei mehrmaliger Einnahme beachten sollten

Liegt eine schwere Hypertonie vor, ist eine Kombinationstherapie aus mehreren Substanzen erforderlich, die meist auch morgens und abends evtl. sogar mehrfach täglich eingenommen werden muss.

Ergibt die Blutdruck-Langzeitmessung eine unzureichende nächtliche Senkung bzw. sogar einen Anstieg des Blutdrucks in der Nacht, so ist ebenfalls eine zusätzliche abendliche Einnahme angezeigt.

Müssen mehrere verschiedene Substanzen evtl. auch zu unterschiedlichen Tageszeiten eingenommen werden, ist ein so genannter Tablettendosator unbedingt notwendig. Diese Dosierungshilfe können Sie günstig in jeder Apotheke kaufen. Sie können den gesamten Vorrat für eine Woche in die entsprechenden Fächer einfüllen. Damit werden viele Fehler bei der täglichen Dosierung verhindert und die Anzahl vergessener Tabletten reduziert.

Jeder Hypertoniepatient sollte, wie jeder andere Patient, der regelmäßig Tabletten einnimmt, auch stets einen Zettel mit den Medikamenten, der Dosierung und Einnahmeverordnung bei sich tragen.

Woran kann es liegen, wenn die Blutdruckeinstellung schlechter wird?

Die Antihypertensiva verlieren ihre Wirkung auch nach jahrelanger Einnahme nicht. Es ist sogar so, dass die Wirkung der fünf Hauptsubstanzgruppen im Verlauf der Zeit sogar stärker wird, ohne allerdings eine gefährliche Blutdrucksenkung herbeizuführen. Wird die Blutdruckeinstellung im Laufe der Zeit schlechter, kommt daher ein Wirkungsverlust der Medikamente nicht als Ursache in Betracht. Die häufigsten Ursachen für einen Wirkungsverlust sind

- Gewichtszunahme
- andere (neue) Medikamente (z.B. Rheumamittel, Schmerzmittel, Cortison, u. a.)
- Verschlechterung der Nierenfunktion
- Entwicklung einer Nierenarterienstenose.

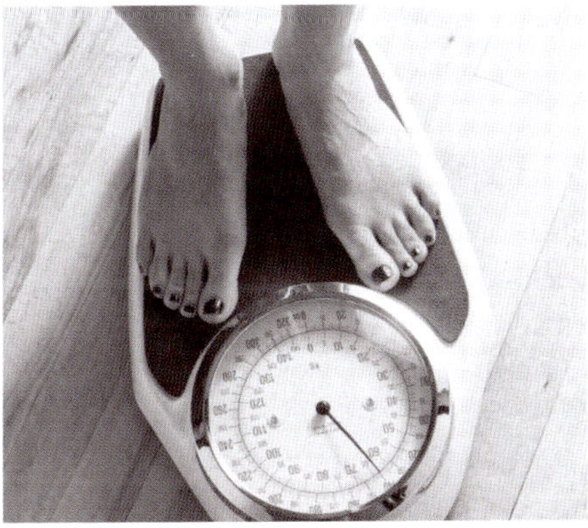

Bei einer Gewichtszunahme steigt auch automatisch Ihr Blutdruck an.

Gewichtszunahme. Eine Gewichtszunahme führt stets zu einem Blutdruckanstieg. Daher ist es nicht verwunderlich, dass bei unveränderter Einnahme und gleicher Dosierung, der Blutdruck unter der gewohnten Therapie allmählich nicht mehr gut eingestellt ist.

Andere Medikamente. Rheuma- oder Schmerzmittel können die Wirkung bestimmter Antihypertensiva abschwächen oder sogar aufheben und den Blutdruck auch relativ rasch ansteigen lassen. Verschiedene Medikamente können auch direkt zu einem Blutdruckanstieg führen. Dazu gehören Aufputschmittel, Appetitzügler, bestimmte Schnupfen- und Grippemittel oder auch Hormone (z.B. zur Empfängnisverhütung).

Treffen diese Gründe nicht zu und ist die Einnahme weiterhin regelmäßig und korrekt, müssen spezielle Untersuchungen zur Bestimmung der Nierenfunktion und evtl. zum Ausschluss anderer organischer Veränderungen durchgeführt werden, z.B. einer Nierenarterienverengung, die sich aus einer lange bestehenden und/oder unzureichend behandelten Hypertonie entwickeln kann.

Wann kommt eine Dosisreduktion in Frage?

Die medikamentöse Hypertonietherapie ist fast immer eine Langzeittherapie, meistens sogar eine lebenslange Therapie. Nur die dauerhafte regelmäßige Einnahme verhindert die gefürchteten Komplikationen und Langzeitschäden.

Trotzdem wird sich jeder Hypertoniker früher oder später fragen, ob er die Medikamente tatsächlich immer einnehmen muss? Die Antwort ist: in der Regel ja, es sei denn...

Kontrollierter Auslassversuch. Ist der Blutdruck über Monate sehr gut eingestellt, so ist eine Dosisreduktion oder sogar ein kontrollierter Auslassversuch zu befürworten. Dies kann natürlich nur in Absprache mit dem behandelnden Arzt und mit entsprechenden Blutdruckkontrollen erfolgen. Die Vorstellung, dass die Blutdruckmedikamente die Hypertonie „geheilt" haben, und nach einer gewissen Zeit eine Einnahme nicht mehr notwendig sei, ist allerdings falsch. Der Blutdruck ist in der Regel nur so lange gut eingestellt, solange er behandelt wird. Nur sehr wenige Patienten werden auch nach dem Absetzen der Medikamente längerfristig einen normalen Blutdruck behalten.

Ursache für Bluthochdruck beseitigen. Bei den meisten Patienten steigt der Blutdruck nach der Medikamentenreduktion oder dem Absetzen wieder an. Es sei denn, die tatsächlichen Ursachen der Hypertonie werden angegangen oder sogar beseitigt, z.B. durch eine deutliche Gewichtsabnahme, Reduktion von Kochsalz und Alkohol, und regelmäßige Bewegung. Ein übergewichtiger Hypertoniker, der im Verlauf eines halben Jahres tatsächlich 5–10 kg abgenommen hat, hat eine Chance seinen Blutdruck auch ohne Medikamente zu normalisieren. Daher sind die so genannten Allgemeinmaßnahmen bzw. nicht medikamentösen Maßnahmen so wichtig. Sie sollten jede medikamentöse Therapie unterstützen und begleiten.

Die besten Chancen für eine Blutdrucknormalisierung auch ohne Medikamente haben natürlich Patienten mit nur einer leichten Hypertonie.

Langsame Reduktion. Die Blutdrucktabletten sollten möglichst nicht plötzlich abgesetzt werden, insbesondere nicht die Betablocker, sondern sie sollten langsam reduziert werden. Zur endgültigen Beurteilung, ob Sie auch ohne Medikamente auskommen, muss der Blutdruck allerdings noch Wochen und Monate nach dem Absetzen gemessen und beurteilt werden. Besprechen Sie das richtige Vorgehen mit Ihrem Arzt und kontrollieren Sie Ihren Blutdruck selbst.

Was Sie über Nebenwirkungen wissen sollten

Unspezifische Nebenwirkungen. Diese können mit jedem Medikament auftreten. Sie sind nicht auf das spezifische Medikament zurückzuführen, sondern auf die Blutdrucksenkung selbst, insbesondere bei zu schneller und zu starker Blutdrucksenkung. Hierbei können Schwindel, Kopfschmerzen, Seh- oder Gleichgewichtsstörungen, Benommenheit, Müdigkeit u. a. auftreten. Um eine zu starke Blutdrucksenkung zu Beginn der Therapie zu vermeiden, wird in der Regel mit einer niedrigen Dosierung der Antihypertensiva begonnen und später langsam gesteigert. Damit kann sich der Kreislauf besser an das niedrigere (gesündere) Blutdruckniveau anpassen. Die unspezifischen Beschwerden sind zwar unangenehm, aber harmlos, und selbstverständlich treten sie nicht automatisch bei jedem Patienten und mit jeder Substanz auf. Treten entsprechende Beschwerden auf, muss die Dosierung überprüft werden. Zu Beginn der Therapie kann durch die o. g. Beschwerden die Fahrtüchtigkeit evtl. kurzzeitig eingeschränkt werden.

Zu den unspezifischen Nebenwirkungen gehören auch Übelkeit, Magenbeschwerden, Völlegefühl und andere Magen-Darm-Beschwerden. Diese treten bei einigen Patienten als Folge der Tabletteneinnahme an sich auf. Meistens verschwinden die unangenehmen unspezifischen Beschwerden nach einiger Zeit (1–2 Wochen) und entsprechender Gewöhnung. Wenn nicht, sollte evtl. auf ein anderes Medikament umgesetzt werden.

WICHTIG

- Nicht jeder Patient bekommt alle Nebenwirkungen, die im Beipackzettel aufgeführt werden.
- Schwer wiegende Nebenwirkungen sind bei den fünf Hauptgruppen der Antihypertensiva sehr selten.
- Der Nutzen der medikamentösen Blutdrucksenkung überwiegt bei weitem einen potenziellen Schaden.
- Die häufig befürchteten Schädigungen von Leber und Nieren durch eine langjährige Einnahme von Blutdruckmedikamenten gibt es für die fünf Hauptgruppen nicht.

Spezifische Nebenwirkungen. Diese treten bei einzelnen Substanzen in einem gewissen Prozentsatz auf. Bei welchem Patienten, welche Nebenwirkungen auf-

WISSEN

Folgende Nebenwirkungen werden unterschieden

1. **unspezifische Nebenwirkungen** durch die Blutdrucksenkung selbst, insbesondere wenn diese anfangs zu stark ist, z.B. Schwindel, Abgeschlagenheit, Kopfschmerzen, Kollaps
2. **spezifische Nebenwirkungen** der einzelnen Substanzen, z.B. Ödeme bei Kalziumantagonisten. Husten bei ACE-Hemmern oder langsamer Puls bei Betablockern (s. u.)
3. **unangenehme Nebenwirkungen,** die harmlos sind, aber als lästig und unangenehm empfunden werden, z.B. Hitzewallungen, Verstopfung, Kopfschmerz, Husten, Potenzstörungen
4. **gefährliche (seltene) Nebenwirkungen,** z.B. Kaliumverlust, Verschlechterung der Nierenfunktion, Herzrhythmusstörungen (daher sind gelegentliche Blut- und EKG-Kontrollen notwendig)
5. **ungünstige Wirkungen,** z.B. Anstieg von Harnsäure, Blutzucker, Blutfette
6. **mögliche Nebenwirkungen.**

treten, kann leider nicht vorausgesagt und abgeschätzt werden. Sind die Nebenwirkungen lästig und verschwinden nicht von selbst nach kurzer Zeit, muss auf eine andere Substanz umgesetzt werden. Manche spezifischen Nebenwirkungen treten auch erst nach einiger Zeit auf, z.B. der Husten bei ACE-Hemmern oder die Schwellungen der Unterschenkel bei Kalziumantagonisten.

Unangenehme Nebenwirkungen. Auch die unangenehmen Nebenwirkungen, wie Hitzewallungen oder Verstopfung, sind nicht wirklich gefährlich, können jedoch als sehr störend empfunden werden. Selbstverständlich sind Potenzstörungen sehr beeinträchtigend und sollten Veranlassung sein, die Therapie umzustellen.

Gehen Sie regelmäßig zur ärztlichen Kontrolle

Gefährliche Nebenwirkungen. Schwer wiegende oder gefährliche Nebenwirkungen sind bei den fünf Hauptsubstanzklassen der Antihypertensiva glücklicherweise eine absolute Rarität. Nicht immer werden die Nebenwirkungen vom Patienten selbst verspürt oder wahrgenommen, daher müssen bei dauerhafter Medikamenteneinnahme, wie es bei der Hypertonie die Regel ist, in bestimmten Zeitabständen ärztliche Kontrollen erfolgen, um durch entsprechende Untersuchungen evtl. Nebenwirkungen aufzudecken, z.B. einen niedrigen Kaliumspiegel im Blut unter Diuretika, oder eine Herzrhythmusstörung im EKG.

Ungünstige Wirkungen. Eine Erhöhung des Harnsäurespiegels, des Zuckerspiegels oder Blutfette ist zunächst meist harmlos. Auf Dauer sind diese Stoffwechselwirkungen jedoch ungünstig. Auch diese Veränderungen werden vom Patienten nicht wahrgenommen und erfordern eine entsprechende Kontrolle und Untersuchung beim Arzt. Damit ist klar, dass auch bei subjektivem Wohlbefinden regelmäßige ärztliche Kontrollen notwendig sind, nicht nur, um den Blutdruck zu messen.

Mögliche Nebenwirkungen. Unter möglichen Nebenwirkungen werden alle potenziell möglichen Nebenwirkungen verstanden, die dem Patienten beim Lesen des Beipackzettels vor Augen geführt werden, die möglicherweise auftreten können, aber natürlich nicht auftreten müssen. Es muss betont werden, dass jeweils nur ein kleiner Prozentsatz der Hypertoniker tatsächlich Nebenwirkungen erfährt.

Langsame Gewöhnung an das Medikament

Ob Nebenwirkungen auftreten oder nicht, hängt u. a. auch von der Dosis ab. Daher wird heute generell mit einer möglichst niedrigen Dosis begonnen, um den Blutdruck zunächst nur langsam zu senken und eine bessere Gewöhnung an die Medikamente zu erreichen. Wenn nötig, erfolgt dann eine langsame Dosissteigerung im Laufe der nächsten Wochen. So gelingt es meistens, den Blutdruck schonend und ohne Nebenwirkungen einzustellen.

Treten trotzdem Nebenwirkungen auf, ist dies eine gute Motivation, mit den nicht medikamentösen Maßnahmen zu beginnen oder diese zu intensivieren.

PRAXIS

Ihr Arzt muss wissen, was Sie zusätzlich einnehmen

Nennen Sie Ihrem Arzt, der den Bluthochdruck behandelt, alle zusätzlichen Medikamente, die Sie von einem anderen Arzt (z.B. Orthopäde) verordnet bekommen haben oder die Sie selbstständig einnehmen. Besonders zu beachten sind Schmerz- und Beruhigungsmittel. Denn zahlreiche Medikamente beeinflussen die Blutdruckeinstellung oder erzeugen Wechselwirkungen, die zu unangenehmen Nebenwirkungen führen können.

Auswirkungen auf die Sexualität

Sowohl der hohe Blutdruck als auch einige Antihypertensiva können sich auf das Sexualleben, die Libido und die Potenz negativ auswirken. Im Vergleich zu Menschen mit normalem Blutdruck sind Potenzstörungen bei Hypertonikern viel häufiger. Die Hypertonie führt zur vorzeitigen Alterung der Gefäße, auch im Geschlechtsbereich, mit Durchblutungsstörungen und Abnahme der Potenz. Lange bestehender und nicht ausreichend behandelter Bluthochdruck ist eine häufige Ursache für Impotenz. Insbesondere wenn noch andere Risikofaktoren wie Rauchen, Alkohol oder Diabetes hinzutreten, entwickeln sich Sexualfunktionsstörungen bereits in frühen Jahren – nicht nur bei Männern. Natürlich gibt es auch viele andere Ursachen für Potenzstörungen, insbesondere psychische Probleme, z.B. Partnerprobleme, Stress, Ängste, Depressionen usw.

WICHTIG

Bei der Einnahme moderner Potenzmittel, wie Sildenafil (Viagra) und Tadalafil (Cialis) ist zu beachten, dass diese Substanzen evtl. eine deutliche Blutdrucksenkung bewirken können. Eine gleichzeitige Einnahme mit Alphablockern und/oder Nitraten (zur Behandlung der Herzkranzgefäßerkrankung) sollte vermieden werden, da es zu starkem Blutdruckabfall kommen kann. Besprechen Sie die Anwendung mit Ihrem Arzt.

Betablocker und Diuretika können die Potenz schwächen

Verschiedene Medikamente können das sexuelle Verlangen (Libido) dämpfen und die Potenz schwächen (Erektions- und Orgasmusstörungen). Hierzu zählen auch einige Antihypertensiva, insbesondere die älteren Substanzen wie Clonidin, Reserpin und Methyldopa, die heute kaum noch eingesetzt werden. Von den fünf Hauptsubstanzen können Betablocker und Diuretika zu Sexualfunktionsstörungen führen. Das betrifft aber keineswegs alle Patienten, die diese Substanzen einnehmen. ACE-Hemmer und AT_1-Rezeptorblocker haben eher günstige Wirkungen auf die Sexualfunktion. Treten unter einer antihypertensiven Therapie Sexualfunktionsstörungen auf, muss das Medikament gewechselt werden. Wenn es tatsächlich die Ursache war, normalisiert sich die Sexualfunktion wieder, wenn das betreffende Medikament nicht mehr eingenommen wird bzw. wenn ein Medikamentwechsel erfolgt.

Scheuen Sie sich nicht, mit Ihrem Arzt über Sexualfunktionsstörungen zu sprechen. Einen Fragebogen zu Erektionsstörungen finden Sie im Anhang.

Lassen Sie sich nicht vom Beipackzettel abschrecken

Der Beipackzettel enthält viele Informationen zu den Inhaltsstoffen, Wirkungsweise, Dosierungen, Indikationen, Gegenanzeigen, Neben- und Wechselwirkungen. Die Hersteller sind vom Gesetzgeber verpflichtet, jede nur mögliche Nebenwirkung aufzuführen, auch wenn es sich um eine Rarität handelt. Oft sind die Beipackzettel dementsprechend lang, und für den Patienten ist nicht immer ersichtlich, ob eine Nebenwirkung häufig oder sehr selten auftreten kann, da keine Prozent- oder Promilleangaben gemacht werden. Für den Patienten sind gerade die Nebenwirkungen häufig schwer einschätzbar. Manche Patienten befürchten, dass bei ihnen evtl. alle aufgeführten Nebenwirkungen gleichzeitig auftreten könnten. Dies ist selbstverständlich nicht der Fall. Wenn Sie solche Befürchtungen haben, sollten Sie unbedingt nochmals mit Ihrem Arzt reden.

WICHTIG

Der Beipackzettel wirkt bei neueren Medikamenten immer umfangreicher und abschreckender. Dies beruht nicht auf der Tatsache, dass die neueren Medikamente so viel gefährlicher sind als die bereits seit langem zugelassenen Substanzen, sondern ist vielmehr dadurch bedingt, dass die Zulassungsbestimmungen und die Auflagen bei neuen Medikamenten immer strenger werden.

(Boehriner Ingelheim)

Micardis® 20 mg/-40 mg/-80 mg Tabletten ← Handelsname und verfügbare Dosis

Rp ‹Fachinfoservice›

Zus.: 1 Tbl. enth.: Telmisartan 20 mg/40 mg/80m ← Wirkstoff (chemischer Name)

Weit. Bestandteile: *Povidon, Meglumin, Natriumhydroxid, Sorbitol, Magnesiumstearat.*

Anw.: Essentielle Hpertonie ← Anwendungsgebiet

Gegenanzeige: Verbot der Anwendung

Nebenwirkungen: harmlose oder gefährliche Nebenwirkungen

Wechselwirkungen: mit anderen Medikamenten (Wirkungsverstärkung oder Abschwächung der Wirkung)

Dosierungsanleitung: vom Arzt schriftlich angeben lassen

Wirkungsweise:

Die Informationen auf dem Beipackzettel.

Überlegungen zum Umgang mit Medikamenten

Ich höre von Patienten und aus dem Freundeskreis immer wieder mal die Bemerkung „Ich hab' eigentlich etwas gegen Medikamente" oder „Ich mag keine Medikamente". Meine Antwort darauf ist stets: „Ich auch, Medikamen-

WISSEN

Patientenbefragung zur Einstellung gegenüber Hochdruckmitteln

In einer englischen Studie wurden Hypertoniker aus Praxen von Allgemeinärzten unter antihypertensiver Langzeittherapie zu ihrer Einstellung zu Medikamenten, speziell zu Antihypertensiva, befragt. Vorbehalte gegen Arzneimittel und Antihypertensiva äußerten zwar 76%, aber alle hatten auch positive Ansichten zur verordneten Therapie. Die Autoren berichten über folgende, sicher auch für Deutschland gültige **Einstellungen und Äußerungen**:

- Tabletten sollte man am besten vermeiden
- Medikamente sind unnatürlich und unsicher
- Tabletten werden aufgrund früherer Erfahrungen als unangenehm empfunden
- Medikamente signalisieren Krankheit
- Patienten wurden erzogen, Tabletten zu vermeiden
- Ärzte verschreiben vorschnell Medikamente.

Bei der antihypertensiven Therapie gibt es einige **spezielle Vorbehalte**:

- Wunsch nach einer Unterbrechung der Einnahme
- Vorliebe für eine nicht medikamentöse Alternative
- Patienten stellen die Notwendigkeit einer dauerhaften Einnahme infrage
- Mögliche Langzeitschäden oder unbekannte Risiken.

Positive Äußerungen und Gründe, die Blutdrucktabletten einzunehmen:

- positive Erfahrung mit dem Arzt
- Ratschläge vom Arzt
- Vertrauen in den Arzt
- verbesserte Blutdruckeinstellung
- positive Erfahrungen mit der Medikation
- guter Erfolg erreicht
- subjektive Besserung
- beruhigendes Gefühl
- Fehlen einer echten Alternative zur Medikation
- Fehlen von Symptomen, um die Medikation anzupassen.

te nimmt man ja nur, wenn's sein muss, dann aber richtig". Vernünftigerweise nimmt man nur Arzneimittel ein, wenn es erforderlich ist. Leider geht es in vielen Fällen nicht ohne. Man kann aber auch sagen, „Gott sei Dank" gibt es Medikamente und „Gott sei Dank" haben wir heute Medikamente gegen Erkrankungen, für die es vor einigen Jahrzehnten noch gar keine Präparate gab. Arzneimittel werden schließlich entwickelt, um Symptome und Krankheiten zu bekämpfen, und nicht um Patienten zu ärgern.

Skepsis oder übersteigerte Erwartungen

Hinter der Bemerkung „Ich mag keine Medikamente", verbergen sich allerdings Ängste und Vorbehalte, die häufig aus Unwissenheit entstehen, und in solchen Bemerkungen Ausdruck finden. Insbesondere Patienten, die sehr auf Naturheilkunde, alternative Medizin und Homöopathie setzen, sind oft sehr skeptisch gegenüber „chemischen" Arzneien. Hier wird leider oft in Unkenntnis mit vielen Vorurteilen bewertet. Andere Patienten wiederum haben eine übersteigerte Erwartung an die Medikamente der Schulmedizin. Daher ist die Aufklärung und objektive Informationen über Vor- und Nachteile der Antihypertensiva ein wichtiges Anliegen dieses Buches.

Haben Sie auch Vorbehalte gegenüber Hochdruckmitteln?

Die im Kasten aufgelisteten Bedenken sind nur allzu verständlich, und ich will daher im Folgenden auf die einzelnen Punkte etwas näher eingehen.

Tabletten sollte man am besten vermeiden

Da stimme ich zu, allerdings mit dem Zusatz: wenn's auch anders geht. Ansonsten gilt, das oben Gesagte, nämlich dass ein Arzt ein Präparat in der Regel nur verschreibt, wenn es tatsächlich nötig ist.

Medikamente sind unnatürlich und unsicher

Die Vorstellung, dass alles, was aus der Natur kommt, also die so genannten pflanzlichen Mittel und Naturheilmittel, harmlos und gut sind, und alles, was aus der Pharmaindustrie kommt, chemisch und daher schädlich und ge-

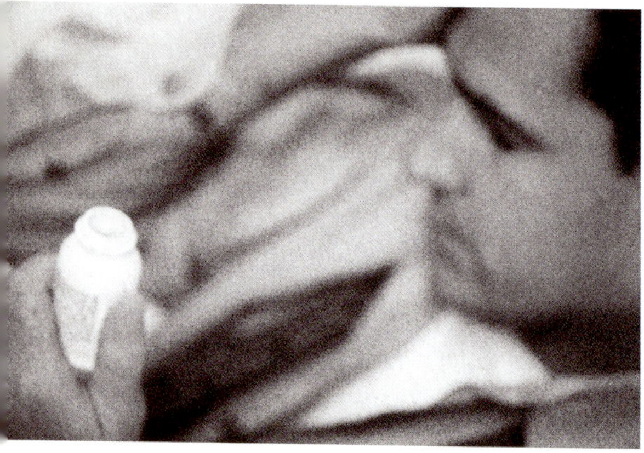

Weil Bluthochdruck keine schmerzhafte Erkrankung ist, überlegen viele Betroffene immer wieder, ob sie das verschriebene Medikament tatsächlich einnehmen wollen.

fährlich sei, ist falsch. Auch bei pflanzlichen Arzneien entscheidet die Dosis darüber, ob sie helfen oder schaden. Selbstverständlich kann man sich auch mit pflanzlichen Arzneien vergiften und umbringen. Hier seien nur der Fingerhut und die Maiglöckchen erwähnt, zwei altbekannte Herz-Kreislauf-Mittel. Andererseits haben viele chemische Arzneimittel einen natürlichen Ursprung. Wie auf Seite 107 beschrieben, haben die so erfolgreichen ACE-Hemmer ihre Entwicklung der Entdeckung des Schlangengifts von Bothrops, einer brasilianischen Schlange, zu verdanken. Es wäre aber ziemlich ungesund, das Schlangengift direkt zur Blutdrucksenkung zu verabreichen. Viel sinnvoller war daher die synthetische Herstellung des „Schlangengifts" durch die Pharmaindustrie. So können standardisierte Dosen einer reinen Substanz hergestellt und eingenommen werden. Wirkungen und Nebenwirkungen sind gut untersucht, die Arzneimittelsicherheit ist sehr hoch.

In der Hypertoniebehandlung gibt es kein pflanzliches Mittel, welches die Wirkung eines synthetischen Präparates erreicht (siehe auch Seite 155–157). Abgesehen davon sind die synthetischen Medikamente in der Regel sehr viel gründlicher in Studien untersucht und erprobt als pflanzliche Arzneien. Für pflanzliche Arzneien gibt es leider nicht dieselben strengen Zulassungsbedingungen wie für chemische Arzneimittel. Pflanzliche Mittel können aber sehr wohl Nebenwirkungen haben und zu bedenklichen Wechselwirkungen mit anderen Arzneimitteln führen.

Tabletten werden aufgrund früherer Erfahrungen als unangenehm empfunden

Unangenehme Erfahrungen, z.B. mit Nebenwirkungen, sind ein wichtiger Grund, Substanzen auszuwählen, deren Nebenwirkungsprofil sehr günstig ist. Hier gibt es bei den Blutdruckmedikamenten inzwischen sehr gute Alternativen. Jeder Arzt wird Ihre Erfahrung mit Präparaten, die Sie bisher eingenommen haben, bei der Auswahl mitberücksichtigen.

Medikamente signalisieren Krankheit

Das ist tatsächlich ein ganz wichtiger Aspekt. Bereits die Feststellung einer Diagnose, z.B. einer Hypertonie, ist für die meisten Patienten ein erheblicher Einschnitt. Die tägliche Tabletteneinnahme, die bei vielen Hypertonikern „lebenslänglich" erfolgen muss, um den Blutdruck dauerhaft zu kontrollieren, erinnert immer wieder an die Diagnose, und daran, dass man nicht ganz gesund ist. Hier gilt es, nicht die Augen vor den Tatsachen zu verschließen, und sich durch Nichtbeachtung der eigenen Verantwortung zu entziehen, sondern das Problem Hypertonie positiv anzugehen und konsequent zu behandeln. Man führe sich nur vor Augen, dass noch vor 50 Jahren die Diagnose „schwere Hypertonie" einem Todesurteil gleichkam bzw. der Schlaganfall bereits absehbar war, weil es keine wirksame Dauertherapie gab. Die meisten Patienten verstarben damals tatsächlich in relativ kurzer Zeit. Heute kann jeder Hypertoniker mit der entsprechenden Medikation ein normales Leben führen und fällt der Umgebung in keiner Weise als „krank" auf.

Patienten wurden erzogen, Tabletten zu vermeiden

Hierzu ist oben schon vieles gesagt. Die oft unbegründete Angst vor Tabletten ist häufig viel schlimmer, als der tatsächliche Schaden durch ein Medikament. Tabletten vermeidet man, wenn sie unnötig und unangemessen sind, aber sicher nicht, wenn sie uns vor Schaden bewahren können.

Ärzte verschreiben vorschnell Medikamente

Eigentlich sprechen die Zahlen dafür, dass die Ärzte zu wenige Medikamente gegen hohen Blutdruck verordnen. Denn sonst wären die Behandlungsquote und die Zahl der ausreichend behandelten Hypertoniker in Deutschland und in anderen Ländern wesentlich besser.

Die Alternativen der nicht medikamentösen Maßnahmen, die ja durchaus bestehen und auch sehr effektiv sind, müssen allerdings vom Patienten selbst in Angriff genommen und umgesetzt werden. Der Arzt kann hier nur beraten und motivieren. Vorschnell würde im o. g. Zusammenhang nur bedeuten, dass der Rezeptblock unnötigerweise auch bei nur geringem Risiko gezückt wird, ohne auf die Allgemeinmaßnahmen und Alternativen hingewiesen zu haben.

Wunsch nach einer Unterbrechung der Einnahme

Dieser Wunsch ist nur zu verständlich und berechtigt. Er ist in einigen Fällen auch realisierbar. Dazu bedarf es aber einiger Voraussetzungen. Eine Unterbrechung ist nur dann sinnvoll, wenn der Blutdruck sehr gut eingestellt ist und eine realistische Chance besteht, dass er auch ohne Medikamente im „grünen Bereich“ bleibt. Das könnte z.B. der Fall sein, wenn die Allgemeinmaßnahmen, z.B. deutliche Gewichtsreduktion, vermehrte körperliche Aktivität und andere nicht medikamentöse Maßnahmen zu einer deutlichen Blutdrucksenkung geführt haben. Vielleicht konnten diese Maßnahmen sogar die ursprüngliche Hypertonieursache vollständig eliminieren, und so eine zukünftige Medikamenteneinnahme überflüssig machen. Dann sollte in Absprache mit dem behandelnden Arzt ein kontrollierter Auslassversuch durchgeführt werden (siehe Seite 136).

Vorliebe für eine nicht medikamentöse Alternative

Das ist immer zu begrüßen! Es gibt sogar viele alternative Möglichkeiten, den Blutdruck zu senken. Wenn sie tatsächlich umgesetzt werden und den Blutdruck erfolgreich in den Zielbereich gesenkt haben, erübrigt sich natürlich eine medikamentöse Therapie. Selbst eine Reduktion der Tablettenzahl ist schon ein Erfolg. Medikamente und nicht medikamentöse Maßnahmen ergänzen sich sinnvollerweise.

Patienten stellen die Notwendigkeit einer dauerhaften Einnahme infrage

Wenn die Ursachen der Hypertonie nicht beseitigt werden, bleibt nur eine dauerhafte Behandlung. Der Blutdruck ist nur so lange im grünen Bereich, solange er auch behandelt wird. Die Vorstellung, dass die Hypertonie nach einer gewissen Zeit und einer erfolgreichen Medikamenteneinnahme beseitigt ist, ist leider falsch. Alle Medikamente wirken nur symptomatisch, d.h. sie senken zwar den Blutdruck sehr erfolgreich, aber sie beseitigen nicht die Ursachen der Hypertonie. Es ist daher auch nicht verwunderlich, dass der Blutdruck wieder ansteigt, wenn die Medikamente abgesetzt werden und die Therapie beendet wird.

Mögliche Langzeitschäden oder unbekannte Risiken

Viele Patienten haben Vergiftungsängste und befürchten, dass eine ständige Tabletteneinnahme die Leber angreift, die Nieren schädigt, oder andere Gefahren birgt. Das gilt Gott sei Dank nicht für die Antihypertensiva. Leberschäden durch die Blutdruckmedikamente sind eine Rarität, das gilt auch für Nierenschäden. Der Schaden einer nicht oder unzureichend behandelten Hypertonie für die Nieren ist dagegen sehr groß. Nieren- und Leberwerte lassen sich mit einer Blutabnahme leicht messen, und mögliche Schäden können frühzeitig erkannt werden.

Auch andere Organe werden durch die Blutdruckmedikamente eher geschützt als geschädigt, dies gilt für Herz, Hirn und Gefäße. Unbekannte Risiken sind sehr unwahrscheinlich. In den letzten Jahrzehnten wurden viele große Studien mit den Hauptsubstanzgruppen der Antihypertensiva an vielen hunderttausend Patienten durchgeführt. Die Risiken sind also sehr gut bekannt und sehr gut kalkulierbar.

Spezielle Problembereiche

Hoher Blutdruck hat in Abhängigkeit von Alter und Begleiterkrankungen oder in der Schwangerschaft eine unterschiedliche Bedeutung. Das betrifft sowohl die Normalwerte als auch die angestrebten Zielwerte unter Behandlung.

Bluthochdruck und Diabetes

Bluthochdruck und Zuckerkrankheit bzw. Diabetes mellitus Typ 2 („Altersdiabetes") treten sehr häufig gemeinsam auf. Gemeinsamer Auslöser sowohl für den hohen Blutdruck als auch für die Zuckerkrankheit sind in den meisten Fällen Übergewicht und Bewegungsmangel. Gewichtsreduktion und Steigerung der körperlichen Aktivität sind insbesondere bei Diabetikern mit Bluthochdruck sehr erfolgreich zur Senkung von erhöhtem Blutdruck und Blutzucker.

Mehr als die Hälfte der Diabetiker Typ 2 haben eine Hypertonie. Vorwiegend betroffen ist der systolische Blutdruck. Häufig besteht eine isolierte systolische Hypertonie. Das gemeinsame Auftreten von Hypertonie und Diabetes erhöhen das Risiko für Herz-, Kreislauf- und Nierenschäden. Andererseits können die Diabetes bedingten Nierenschäden wiederum den Blutdruck deutlich ansteigen lassen. Bluthochdruck wiederum verstärkt die diabetischen Schäden am Auge, den Gefäßen, am Herzen und der Niere. Daher wird bei Diabetikern eine sehr strenge Blutdruckeinstellung verlangt. Der Zielblutdruck beträgt hier nicht < 140/90 mmHg, sondern < 130/80 mmHg für die Messung in der Praxis. Tatsächlich ist eine sehr strenge Blutdruckeinstellung bei Diabetikern sehr erfolgreich in der Verminderung der Risiken und einer guten Stoffwechselbehandlung sogar überlegen.

Menschen mit Diabetes plus Bluthochdruck werden heute bevorzugt mit ACE-Hemmern und AT_1-Rezeptorblockern behandelt. Diese Medikamente haben keine negative Auswirkung auf den Zuckerstoffwechsel und können insbesondere die diabetischen Nierenschäden sehr gut aufhalten bzw. verhindern. Die Monotherapie mit einer Substanz reicht aber meist nicht aus, um den Blutdruck in den angestrebten Normbereich zu senken. Daher ist häufig eine Kombinationsbehandlung notwendig.

Bluthochdruck in der Schwangerschaft

Bluthochdruck in der Schwangerschaft bedeutet für Mutter und Kind ein gesundheitliches Risiko. Frauen mit einer Hypertonie müssen deshalb aber nicht auf Kinder verzichten. Bei Hypertonie mit gleichzeitiger Nierenerkrankung, Diabetes oder Herzerkrankung muss der Kinderwunsch sehr intensiv mit dem Arzt besprochen werden. Eine besonders intensive Blutdrucküberwachung ist notwendig, um eine so genannte Schwangerschaftsgestose zu erkennen bzw. zu verhindern.

Blutdruckentwicklung während der Schwangerschaft. Normalerweise sinkt der Blutdruck zu Beginn der Schwangerschaft zunächst leicht ab, mit den tiefsten Werten zwischen der 16. und 20. Schwangerschaftswoche. Ursächlich hierfür ist die hormonelle Umstellung, die im Laufe der Schwangerschaft erfolgt. Ab der 22. Woche steigen die Werte wieder bis zur Entbindung an, sollten jedoch die Normgrenze von 140/90 mmHg nicht überschreiten.

Schwangerschafts-Hypertonie. In ca. 10–15% tritt im letzten Schwangerschaftsdrittel eine so genannte Schwangerschafts-Hypertonie auf. Damit ist ein erhöhtes Risiko verbunden. Insbesondere wenn gleichzeitig eine Eiweißausscheidung im Urin festgestellt wird, besteht die Gefahr einer so genannten Gestose. Eine Hypertonie im letzten Drittel der Schwangerschaft ohne Eiweißausscheidung und ohne Entwicklung einer Gestose verschwindet normalerweise 1–2 Wochen nach der Entbindung. Es kann sich aus der Schwangerschaftshypertonie aber auch eine permanente Hypertonie entwickeln, die über die Entbindung hinaus fortbesteht. Frauen, die eine Schwangerschaftshypertonie entwickeln, reagieren sehr oft erneut mit einer Hypertonie während der nächsten Schwangerschaft.

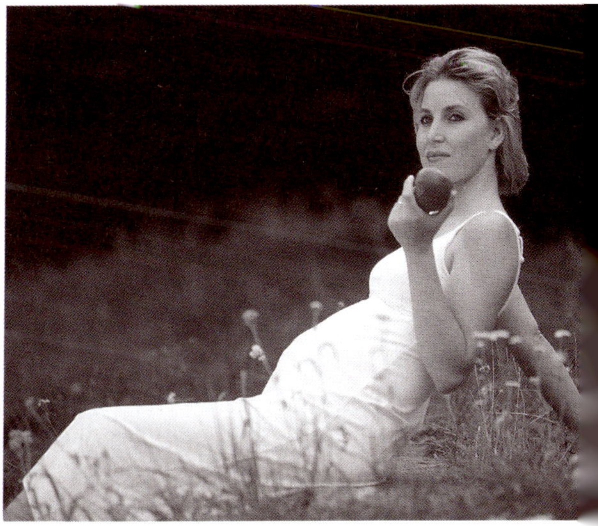

Bei einigen Frauen entwickelt sich im letzten Drittel der Schwangerschaft eine Hypertonie, die meistens nach der Geburt wieder verschwindet.

Eine Gestose ist gefährlich für Mutter und Kind

Bei einer Gestose handelt sich um eine für Mutter und Kind gefährliche Erkrankung, deren Ursache bisher nicht eindeutig geklärt ist. Es kann zu Frühgeburt oder Totgeburt kommen. Das Leben der Mutter ist aber noch stärker gefährdet. Wird die Hypertonie nicht rechtzeitig behandelt, kann es zur Gehirnschwellung, Krampfanfällen, Herz- und Nierenversagen kommen.

Bei Blutdruckwerten > 140/90 mmHg muss daher eine engmaschige Kontrolle erfolgen. Am besten geeignet ist die tägliche Selbstmessung des Blutdrucks durch die Mutter. Es sollte unbedingt auch abends so spät wie möglich gemessen werden, da bei einer drohenden Gestose der Blutdruck insbesondere in der Nacht ansteigt. Bei entsprechendem Verdacht ist eine Blutdruckmessung über 24 Sunden durchzuführen. Hierdurch kann festgestellt werden, ob der Blutdruck in der Nacht absinkt, wie es normalerweise der Fall ist, oder ob er erhöht bleibt oder sogar in der Nacht ansteigt. Bei einem Blutdruckanstieg in der Nacht besteht eine erhöhte Wahrscheinlichkeit für eine Gestose.

Steigt der Blutdruck in Ruhe auf >150/95 mmHg, ist evtl. bereits eine medikamentöse Therapie erforderlich. Bei Werten >170/110 mmHg, oder einer Eiweißausscheidung im Urin ist eine sofortige medikamentöse Therapie und engmaschige Kontrolle notwendig.

Welche Medikamente dürfen Schwangere einnehmen?

Um das ungeborene Kind nicht zu schädigen, dürfen während der Schwangerschaft nur Medikamente eingenommen werden, die den Embryo nachweislich nicht schädigen. Zur Behandlung einer Schwangerschaftshypertonie oder einer Gestose werden bevorzugt der Betablocker Metoprolol und das Antisympathikotonikum Methyldopa eingesetzt.

Die Tatsache, dass moderne Substanzen wie ACE-Hemmer oder AT_1-Blocker nicht für die Hochdruckbehandlung von Schwangeren empfohlen werden, bedeutet, dass diese Substanzen hier nicht getestet wurden, und es daher keine diesbezüglichen Erfahrungen gibt.

Bluthochdruck bei Kindern

Bluthochdruck bei Kindern ist sehr viel seltener als im Erwachsenenalter. Die Tendenz ist allerdings deutlich steigend! Ursache hierfür ist die Zunahme von Übergewicht und Bewegungsmangel aus den bekannten Gründen: weniger Sport, mehr Fernsehen und Computerspiele, viel Fastfood, Zucker und Fett. Insbesondere Kinder aus hypertensiven Familien, also von Eltern mit hohem Blutdruck, müssen unbedingt auf ihr Gewicht achten, viel Sport treiben und möglichst wenig Salz konsumieren. Damit können sie eine Hypertonieentwicklung im späteren Erwachsenenalter erfolgreich verhindern. Sie sollten also den Blutdruck unbedingt auch bereits bei Ihren Kindern messen und kontrollieren. Bei Hypertonie im Kindesalter, insbesondere bei schlanken Kindern, muss sehr sorgfältig nach organischen Erkrankungen, insbesondere Nierenerkrankungen, gesucht werden. Liegen organische Ursachen und weitere Erkrankungen vor, ist eine medikamentöse Therapie angezeigt. Ansonsten wird man auch bei Kindern zunächst versuchen, den Blutdruck mit nicht medikamentösen Maßnahmen zu senken. Für Kinder gelten niedrigere Normwerte (siehe Seite 54).

Die medikamentöse Therapie erfolgt nach den gleichen Prinzipien wie im Erwachsenenalter, dies betrifft die Auswahl und Kombination der Medikamente. Die Therapie wird bei Kindern mit sehr niedrigen Dosen eingeleitet.

Bluthochdruck bei älteren Menschen

Der systolische Blutdruck steigt mit zunehmendem Lebensalter ständig an, während der diastolische Blutdruck gleich bleibt oder sogar leicht abfällt. Daher entwickelt sich bei vielen Menschen im höheren Lebensalter eine isolierte systolische Hypertonie, mit Werten von >160 mmHg systolisch und < 90 mmHg diastolisch (z.B. 172/86 mmHg). Eine Hypertonie ist im Alter zwar sehr häufig, aber trotzdem nicht normal und sollte auch behandelt werden.

Die Vorstellung, dass Blutdruckwerte, die 100+Alter nicht überschreiten normal sind und nicht behandelt werden müssen, ist falsch: Ein 72-jähriger Mann mit einem Blutdruck von z.B. 168/89 mmHg sollte nach heutiger Auffassung unbedingt behandelt werden, vorausgesetzt es ist keine einmalige Blutdruckerhöhung. Die großen internationalen Therapiestudien haben gezeigt, dass ältere Patienten, mit einer isolierten systolischen Hypertonie, sogar noch stärker von einer Blutdrucktherapie profitieren als Hypertoniker im mittleren Lebensalter: die Reduktion von Schlaganfall und Herzerkrankungen ist erfolgreicher im Vergleich zu jüngeren Jahren (< 65 Jahre).

Für ältere Hypertoniker gelten hinsichtlich der medikamentösen Therapie und der nicht medikamentösen Maßnahmen, die gleichen Prinzipien wie oben beschrieben. Allerdings wird man bei älteren und sehr alten Patienten, sehr vorsichtig mit niedrigen Dosen beginnen, und den Blutdruck auch im Stehen bzw. nach dem Aufstehen kontrollieren, um einen evtl. zu starken Blutdruckabfall im Stehen zu erfassen.

Die Gefahr von Schwindel und Blutdruckabfall besteht im Alter besonders bei abruptem Aufstehen und beim Aufstehen nach dem Essen. Treten diese Beschwerden häufig bei Ihnen auf, sollten Sie das Problem mit Ihrem Arzt besprechen.

Im höheren Alter werden häufig viele verschiedene Medikamente eingenommen, daher sollten Sie die auf Seite 46–47 gegebenen Hinweise besonders beachten.

So verhalten Sie sich bei Blutdruckkrisen und hypertensiven Notfällen

Kommt es zu einem plötzlichen starken Anstieg des Blutdrucks (> 210/120 mmHg), spricht man von einer hypertensiven Krise. Etwa ein Viertel der ins Krankenhaus eingelieferten internistischen Notfallpatienten haben eine unkontrollierte Hypertonie mit entsprechenden Symptomen und Organkomplikationen.

Männer sind doppelt so häufig betroffen wie Frauen. Niedriger Sozialstatus, mangelnde Therapietreue, Drogen, zu viel Alkohol, Antibabypille und Rauchen erhöhen die Wahrscheinlichkeit für einen hypertensiven Notfall. Erhöhte Blutdruckwerte und abrupte Blutdrucksteigerungen werden von älteren Patienten mit einer vorbestehenden langjährigen Hypertonie oft besser toleriert als geringere Anstiege aus dem niedrigen oder normalen Bereich heraus, z.B. bei jüngeren Patienten im Rahmen einer entzündlichen Nierenerkrankung oder in der Schwangerschaft.

WISSEN

Wann kann eine hypertensive Krise entstehen?

Bei ca. 90% entwickelt sich eine hypertensive Krise oder ein hypertensiver Notfall aus einer bisher komplikationslosen Hypertonie. Folgende Ursachen kommen in Betracht:

- „Entgleisung" einer primären Hypertonie (z. B. durch akuten Stress oder im Rahmen einer Panikattacke)
- nach Absetzen bzw. Unterbrechung einer antihypertensiven Therapie
- andere (neue) Medikamente und Drogen (siehe Seite 46–47).

Was Sie bei stark erhöhtem Blutdruck tun sollten

Die Notfallsituation wird nicht durch die absolute Blutdruckhöhe bestimmt, sondern durch die begleitenden Symptome und Beschwerden. Ist der Blutdruck zwar stark erhöht, aber treten keine akuten Beschwerden wie Brustenge (Angina pectoris), starke Kopfschmerzen, Verwirrtheit, Sehstörungen u. a. m. auf, ist eine rasche und drastische Blutdrucksenkung nicht unbedingt notwendig. Oft reicht die erneute Einnahme der bereits bestehenden antihypertensiven Dauertherapie, insbesondere wenn die Medikamenteneinnahme vergessen oder bewusst ausgesetzt wurde. Legen Sie sich hin und messen den Blutdruck nach einer Stunde erneut.

WICHTIG

Wenn bei Ihnen der Blutdruck häufig plötzlich in die Höhe schießt, also öfter so genannte hypertensive Krisen auftreten, sollten Sie mit Ihrem Arzt darüber sprechen, welches Medikament Sie eventuell zusätzlich bei Bedarf einnehmen können, um diese ungesunde Berg- und Talfahrt des Blutdrucks zu vermeiden.

Wann Sie ins Krankenhaus müssen

Eine hypertensive Krise kann unvermittelt in einen hypertensiven Notfall übergehen. Besonders gefährdet sind Sie, wenn bei Ihnen bereits Gefäßerkrankungen an Hirn, Herz oder Nieren bestehen.

Wenn Ihr Blutdruck stark erhöht ist und folgende akute Beschwerden auftreten, sollten Sie sich sofort ins Krankenhaus oder zu einem Arzt bringen lassen, damit der Blutdruck sofort gesenkt werden kann:

- Herzschmerzen
- Atemnot
- starke Kopfschmerzen
- Schwindel
- Verwirrtheit
- Bewusstseinstrübung
- Sprachstörungen
- Lähmungserscheinungen
- Nasenbluten.

WICHTIG

Wenn Sie die nebenstehenden Warnsignale, wie Herzschmerzen und Atemnot, nicht beachten und sich nicht behandeln lassen, könnten schwere Komplikationen, wie Schlaganfall, Herzinfarkt, Nierenversagen u. a., auftreten!

Komplementäre Verfahren

Es gibt zahlreiche Methoden, die Sie zusätzlich zur eventuell nötigen Medikamenteneinnahme und den Allgemeinmaßnahmen durchführen können. Einige davon stellen wir Ihnen im Folgenden vor.

Gibt es pflanzliche Alternativen zum Hochdruckmedikament?

Effektive pflanzliche Präparate oder Homöopathika, die ein Blutdruckmedikament vollständig ersetzen können, gibt es nicht. Einige alternative Präparate kommen jedoch als Ergänzung in Betracht.

Was Sie bei der Einnahme von pflanzlichen Präparaten beachten sollten

Viele Patienten würden lieber pflanzliche Produkte nehmen, weil sie diese für natürlicher und harmloser im Gegensatz zu den Medikamenten halten. Tatsächlich können aber auch pflanzliche Präparate ein Sicherheitsrisiko darstellen, insbesondere wenn sie unkontrolliert und in Kombination mit anderen Medikamenten genommen werden. Das betrifft insbesondere auch das in den letzten Jahren sehr beliebte Johanniskraut, welches erfolgreich bei depressiven Störungen eingesetzt werden kann. Johanniskraut ist als „Stimmungsaufheller“ inzwischen sehr beliebt. Es sollte aber stets nur nach ärztlicher Verordnung eingenommen werden. Eine Blutdruck senkende Wirkung ist für Johanniskraut ebenso wenig belegt, wie für viele andere Pflanzen. Johanniskraut kann den Abbau anderer Medikamente in der Leber beschleunigen, das kann sich bei der Einnahme der Antibabypille oder von Blutverdünnungsmitteln auswirken und erfordert evtl. eine Dosisanpassung.

Knoblauch und Rauwolfia wirken Blutdruck senkend

Für die Blutdrucksenkung werden immer wieder diverse pflanzliche Produkte und Zubereitungen angepriesen. Bisher konnte außer für Knoblauch und Rauwolfia kein wissenschaftlicher Beleg für eine messbare Blutdruck senkende Wirkung erbracht werden.

Die Liste der als Blutdrucksenker angepriesenen Pflanzen ist lang:

- Baldrian
- Bärlauch
- Ginseng
- Goldrute
- Hopfen
- Johanniskraut
- **Knoblauch**
- Melisse
- Mistel
- **Rauwolfia**
- Weißdorn

und viele andere. Die meisten sind wirkungslos und nicht geeignet für eine dauerhafte Blutdruckbehandlung.

Knoblauch. Zum Knoblauch liegt eine Reihe von Studien vor, die z. T. auch wissenschaftlichem Anspruch standhalten. In einigen Untersuchungen konnte tatsächlich eine Blutdrucksenkung nachgewiesen werden. Knoblauch kann als Ergänzung zur medikamentösen Therapie angesehen werden, aber nicht als deren Ersatz. Die Datenlage reicht nicht, um Knoblauch als Dauertherapie der Hypertonie zu empfehlen. Eine tägliche Dosis von mindestens 600–1000 mg getrocknetem Knoblauchpulver ist notwendig, um einen Effekt auf den Blutdruck zu erzielen. Das entspricht ungefähr 1,8–3,0 g frischem Knoblauch.

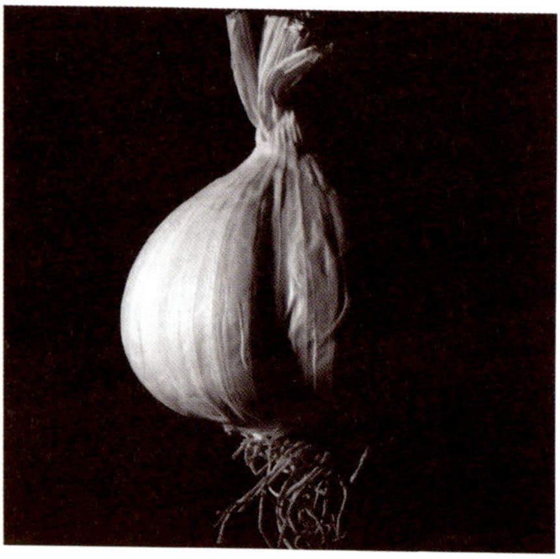

Täglich Knoblauch zu essen, ob frisch oder als Pulver, ist letztlich auch eine Geschmacksfrage! Abgesehen davon hat Knoblauch tatsächlich viele positive Eigenschaften im Bereich der Blutgerinnung, des Fettstoffwechsels u. a.

Rauwolfia serpentina. Die indische Schlangenwurzel, Rauwolfia serpentina, wird seit vielen Jahrzehnten erfolgreich gegen hohen Blutdruck eingesetzt. Das aus ihr gewonnene Reserpin (siehe Seite 126) war eines der ersten Blutdruckmedikamente für eine Dauertherapie. Leider hat Rauwolfia und Reserpin viele unangenehme Nebenwirkungen, wie Depression, Potenzstörungen, Sedierung, Müdigkeit, verstopfte Nase u. a. m. Rauwolfia ist ein weiteres sehr gutes Beispiel dafür, dass pflanzliche Arzneien nicht automatisch harmlos sind. Es kann in zu hoher Dosierung starke Vergiftungen hervorrufen.

Knoblauch ist zweifelsohne gesund, allerdings mag nicht jeder den Geruch und Geschmack.

Potenzielles Präparat gegen nächtlichen Bluthochdruck

Melatonin wird in unserer Zirbeldrüse, die ungefähr in der Mitte unseres Gehirns liegt, produziert. Die Produktion wird durch Dunkelheit ausgelöst, d.h. sie setzt im Schlaf ein. Melatonin ist für einen gesunden Schlaf zuständig und hat einige andere positive Eigenschaften. Die Blutdruck senkende Wirkung wurde bisher nur in einer Studie untersucht. Diese Untersuchung ist aber nicht überzeugend genug, um Melatonin als Blutdruckmedikament einzustufen. Melatonin könnte in Zukunft in speziellen Fällen bei erhöhtem nächtlichen Blutdruck evtl. eine Rolle spielen. Derzeit liegen hierfür aber leider noch keine ausreichenden Belege vor. Von einer unkontrollierten Selbstmedikation rate ich dringend ab.

Homöopathika sind kein gleichwertiger Ersatz

Für Homöopathika gilt das gleiche wie für die pflanzlichen Präparate: Es gibt keine wissenschaftlichen Belege für eine signifikante und dauerhafte Blutdrucksenkung. Die Homöopathie verwendet zur Blutdrucksenkung u. a. Arnica, Mistel und Rauwolfia (s.o.). Eine medikamentöse Therapie kann durch eine homöopathische Behandlung nicht dauerhaft ersetzt werden. Hierzu gibt es keine entsprechenden Untersuchungen.

Musiktherapie

Die heilsame Wirkung von Musik ist seit vielen Jahrtausenden und in den unterschiedlichsten Kulturen bekannt. Heute wird Musiktherapie als ergänzende Methode im Rahmen einer ganzheitlichen Behandlung auch in Kliniken eingesetzt.

- Untersuchungen belegen, dass der Pegel der Stresshormone Adrenalin und Cortisol mit beruhigender Musik um bis zu 20 % gesenkt werden kann.
- Aus zahlreichen Studien ergab sich, dass Patienten weniger Narkosemittel benötigen, wenn sie vor und während der Operation Musik hören.
- Auch im Kreißsaal erleichtert Musik Mutter und Kind die Geburt.
- Und Frühgeborene entwickeln sich besser, wenn ihnen eine Mischung aus Frauenstimmen, Geräuschen aus dem Mutterleib und Entspannungsmusik vorgespielt wird.
- Bei Infarktpatienten haben zusätzliche Musik- und Entspannungstherapie eine Stress reduzierende und für Prognose und Heilungsprozess unterstützende Wirkung.

Musik besitzt nachweislichen Einfluss auf Atem, Herzschlag, Blutdruck und

WISSEN

Was versteht man unter Musiktherapie?

Unter dem Begriff Musiktherapie werden folgende Bereiche zusammengefasst:

- Musikpsychotherapie (in einem therapeutischen Rahmen mit einem ausgebildeten Musiktherapeuten),
- Musiktherapie im heilpädagogischen Bereich (mit einer musiktherapeutischen Fachkraft in der Heil- oder Sonderpädagogik),
- Musik in der Medizin (kann vom Patienten selbstständig nach vorheriger Absprache mit einem Arzt oder einem erfahrenen Musiktherapeuten durchgeführt werden).

Gehirnwellen und eignet sich daher als Ergänzung zur eventuell nötigen Medikamenteneinnahme und zu den allgemeinen Maßnahmen, wie Abnehmen, Ausdauersport treiben, salzarm ernähren usw.

Um den Blutdruck über den Tag nicht in die Höhe zu treiben, sollten Sie sich nach Möglichkeit nicht stressen lassen und auch bei Ihrer Arbeit immer wieder inne halten und sich bewusst entspannen . Zur Unterstützung können Sie sich dabei Entspannungsmusik über einen Kopfhörer anhören.

In unserer stressgeplagten Zeit gibt es einen sehr großen Bedarf an ausgleichenden Entspannungsmethoden und Hilfsmitteln, daher gibt es auch ein großes Angebot an verschiedenen Entspannungs-CDs mit ruhiger, entspannender Musik. Es gibt sogar eine CD, die speziell zum Blutdruck senken entwickelt wurde (Buch mit CD von Dr. Ralph Spintge, Professor für Musikmedizin, siehe Anhang).

Akupunktur

Akupunktur wird, wie viele andere so genannte alternative Therapieverfahren, immer wieder auch zur Behandlung der Hypertonie empfohlen. Wissenschaftlich brauchbare Studien, die einen Langzeiteffekt auf den Blutdruck nachweisen können, liegen aber bisher nicht vor. Viele Anwendungen haben einen sofortigen bzw. kurzzeitigen so genannten Placeboeffekt, der ganz unspezifisch ist und keinesfalls als Beweis für eine Blutdruck senkende Therapie dienen kann.

Im Sinne des Placeboeffektes gibt es – wie bereits erwähnt – viele Einflüsse auf den Blutdruck, der ja sehr stark von unserer inneren Gemütslage, unseren Emotionen und Stress abhängt. Das darf aber nicht mit einer dauerhaften antihypertensiven Therapie gleichgesetzt werden. Messen Sie Ihren Blutdruck selbst: So können Sie leicht alle Einflüsse auf Ihren Blutdruck kontrollieren.

Sauna und Wasseranwendungen

Die Sauna ist ein trockenes Heißluftbad von 80 bis 100 Grad. Wegen der niedrigen Luftfeuchte werden die hohen Temperaturen sehr gut vertragen, auch von Menschen mit einem hohen Blutdruck. Das Kreislaufsystem wird nur wenig belastet.

Kreislauf stabilisierende Wirkung. Regelmäßiges Saunieren senkt den Blutdruck über eine längere Zeit. Einmal pro Woche ist dabei durchaus ausreichend. Neben der psychischen Entspannung und dem Einfluss auf die Wärmeregulation werden Herz, Kreislauf und Atmung reguliert.

Kein übertriebenes Schwitzen. Aber übertreiben Sie nicht. Setzen Sie sich auf die unterste Bank. Wenn die ersten Schweißperlen auf die Stirn treten, verlassen Sie die Hitze. Dann ist die entscheidende Wirkung bereits eingetreten. Langes „Schweißperlen-Heruntertropfen" ist nicht sinnvoll, es ist übertriebenes Schwitzen.

Langsame Abkühlung. Kühlen Sie sich danach sacht ab. Ihr Blutdruck braucht milde Reize. Spülen Sie sich mit dem Schlauch ab: Beginnen Sie herzfern mit den Beinen, dann die Arme und zuletzt der Oberkörper. Eine Dusche in dieser Reihenfolge bedeutet ebenfalls einen milden Reiz. Der Sprung in das kalte

PRAXIS

Mildes Saunieren ist erlaubt

Für Hypertoniker gilt, dass Sie Ihren Kreislauf nur mit milden Reizen anregen dürfen, damit keine schädlichen Blutdruckspitzen auftreten. Falls Ihr Blutdruck nicht nur leicht, sondern stark erhöht ist, sollten Sie sicherheitshalber vorher mit Ihrem Arzt Rücksprache halten. Nach einem akuten Herzinfarkt ist Saunieren verboten.

Wichtig: Achten Sie beim Saunieren darauf, dass Sie sich grundsätzlich nur trockener Hitze aussetzen. Aufgüsse, Dampfbäder, Whirlpools oder Heißbäder sind nicht für Sie geeignet, weil sie den Kreislauf zu stark belasten.

Tauchbecken, auch das Untertauchen nach dem Abduschen, ist für Hypertoniker verboten.

Die Nachruhe ist das Wichtigste. Sie können noch maximal zwei Saunagänge anschließen. Ganz wichtig ist die Nachruhe von einer halben bis einer Stunde. In dieser Zeit entsteht ein lang anhaltender den Kreislauf entlastender Effekt.

Wasseranwendungen

Wasseranwendungen sind für Hypertoniker nicht verboten, sondern können durchaus bei richtiger Anwendung zur Blutdrucksenkung beitragen. Bereits ein warmes Vollbad für 30–40 Minuten führt zu einer deutlichen Blutdrucksenkung. Das Herz schüttet aufgrund des erhöhten Drucks auf den Brustkorb durch das Wasser ein Blutdruck senkendes Hormon aus, das ANP (atriales natriuretisches Pepid). Voraussetzung ist, dass der gesamte Brustkorb auch tatsächlich unter Wasser ist. Das Herz versucht sich vom erhöhten Druck und der damit verbundenen Kreislaufbelastung durch die ANP-Ausschüttung zu entlasten: ANP führt zu einer vermehrten Wasseraussscheidung über die Nieren. ANP ist der natürliche körpereigenen Gegenspieler des Blutdruck steigernden Hormons Renin.

Unterarmbäder à la Kneipp. Regelmäßige Armbäder führen zu einer Senkung der Widerstände im Kreislaufsystem. Entspannte Gefäße bedeuten Weitstellung, also Druckentlastung. Es ist nachgewiesen, dass in der Temperatur ansteigende Armbäder die Blutdruckwerte über mehrere Stunden absinken lassen. Über längere Zeit angewendet, besteht ein anhaltender Effekt. Lassen Sie Wasser von 37 Grad Celsius in Ihr Waschbecken einlaufen. Tauchen Sie beide Arme hinein und erhöhen die Wassertemperatur im Laufe von 15 bis 20 Minuten bis auf etwa 42 Grad. Lassen Sie heißes Wasser hinzu, wenn Sie das Wasser als nicht mehr ausreichend warm empfinden. Anschließend sollten Sie eine halbe Stunde ruhen.

Schröpfen oder Aderlass

Schröpfen oder Aderlass war vor der medikamentösen Ära eine sehr beliebte Therapie zur Senkung des hohen Blutdrucks. Und es war und ist noch eine sehr erfolgreiche Therapie. Der Entzug von z.B. 500 ml Blut beim Blutspenden führt zu einer nachhaltigen Blutdrucksenkung. Trotzdem ist der Aderlass heute keine Methode, die man als dauerhafte Therapie der Hypertonie empfehlen kann. Wenn Sie regelmäßig Blutspenden, sollten Sie das stets in Absprache mit Ihrem Hausarzt tun.

Auflistung aller Blutdruck senkenden Medikamente

Wirkstoff	Wirkstoffgruppe
Acebutolol	Betablocker
Alprenolol	Betablocker
Amilorid	Diuretikum (kaliumsparend)
Amlodipin	Kalziumantagonist
Atenolol	Betablocker
Benazepril	ACE-Hemmer
Bendroflumethiazid	Diuretikum (kaliumverlierend)
Betaxolol	Betablocker
Bisoprolol	Betablocker
Bumetanid	Diuretikum (kaliumverlierend)
Bunazosin	Alphablocker
Bupranolol	Betablocker
Candesartan	AT1-Rezeptorblocker
Captopril	ACE-Hemmer
Carteolol	Betablocker
Carvedilol	Betablocker
Celiprolol	Betablocker
Chlorthalidon	Diuretikum (kaliumverlierend)
Cilazapril	ACE-Hemmer
Clonidin	Antisympathikotonikum
Clopamid	Diuretikum (kaliumverlierend)
Diazoxid	Vasodilatator
Dihydralazin	Vasodilatator
Diltiazem	Kalziumantagonist
Doxazosin	Alphablocker
Enalapril	ACE-Hemmer
Eprosartan	AT1-Rezeptorblocker

Wirkstoff	Wirkstoffgruppe
Esmolol	Betablocker
Etacrynsäure	Diuretikum (kaliumverlierend)
Felodipin	Kalziumantagonist
Fendilin	Kalziumantagonist
Fosinopril	ACE-Hemmer
Furosemid	Diuretikum (kaliumverlierend)
Gallopamil	Kalziumantagonist
Guanethidin	Vasodilatator
Hydralazin	Vasodilatator
Hydrochlorothiazid	Diuretikum (kaliumverlierend)
Imidapril	ACE-Hemmer
Indapamid	Diuretikum (kaliumverlierend)
Indoramin	Alphablocker
Irbesartan	AT_1-Rezeptorblocker
Isradipin	Kalziumantagonist
Lacidipin	Kalziumantagonist
Lercanidipin	Kalziumantagonist
Lisinopril	ACE-Hemmer
Losartan	AT_1-Rezeptorblocker
Mefrusid	Diuretikum (kaliumverlierend)
Mepindolol	Betablocker
Methyldopa	Antisympathikotonikum
Metipranolol	Betablocker
Metoprolol	Betablocker
Minoxidil	Vasodilatator
Moxonidin	Antisympathikotonikum
Nadolol	Betablocker
Nebivolol	Betablocker

Wirkstoff	Wirkstoffgruppe
Nicardipin	Kalziumantagonist
Nifedipin	Kalziumantagonist
Nilvadipin	Kalziumantagonist
Nimopidin	Kalziumantagonist
Nisoldipin	Kalziumantagonist
Nitrendipin	Kalziumantagonist
Olmesartan	AT1-Rezeptorblocker
Oxprenolol	Betablocker
Penbutolol	Betablocker
Perindopril	ACE-Hemmer
Pindolol	Betablocker
Piretanid	Diuretikum (kaliumverlierend)
Prazosin	Alphablocker
Propanolol	Betablocker
Quinapril	ACE-Hemmer
Quinaprilat	ACE-Hemmer
Ramipril	ACE-Hemmer
Reserpin	Antisympathikotonikum
Sotalol	Betablocker
Spirapril	ACE-Hemmer
Spironolacton	Diuretikum (kaliumsparend)
Spironolacton	Aldosteronantagonisten
Talinolol	Betablocker
Telmisartan	AT1-Rezeptorblocker
Terazosin	Alphablocker
Timolol	Betablocker
Torasemid	Diuretikum (kaliumverlierend)
Trandolapril	ACE-Hemmer

Wirkstoff	Wirkstoffgruppe
Triamteren	Diuretikum (kaliumsparend)
Trichlormethiazid	Diuretikum (kaliumverlierend)
Urapidil	Alphablocker
Valsartan	AT_1-Rezeptorblocker
Verapamil	Kalziumantagonist
Xipamid	Diuretikum (kaliumverlierend)

Fragebogen zu Erektionsstörungen

Bitte beantworten Sie die folgenden Fragen in Bezug auf die vergangenen vier Wochen.

Nr.	Fragen	Antworten	Wert	
1	Wie oft haben Sie im Rahmen sexueller Aktivitäten eine Erektion gehabt?	keine sexuellen Aktivitäten	0	☐
		fast nie/nie	1	☐
		gelegentlich (weniger als 50%)	2	☐
		öfter (etwa 50%)	3	☐
		meist (deutlich öfter als 50%)	4	☐
		fast immer/immer	5	☐
2	Sofern Sie durch Stimulation eine Erektion hatten: Wie oft war es möglich, in die Scheide einzudringen?	keine sexuellen Aktivitäten	0	☐
		fast nie/nie	1	☐
		gelegentlich (weniger als 50%)	2	☐
		öfter (etwa 50%)	3	☐
		meist (deutlich öfter als 50%)	4	☐
		fast immer/immer	5	☐
3	Wenn Sie den Wunsch nach Geschlechtsverkehr hatten: Wie oft war es möglich, in die Scheide einzudringen?	keine sexuellen Aktivitäten	0	☐
		fast nie/nie	1	☐
		gelegentlich (weniger als 50%)	2	☐
		öfter (etwa 50%)	3	☐
		meist (deutlich öfter als 50%)	4	☐
		fast immer/immer	5	☐
4	Wie oft blieb die Erektion nach dem Eindringen in die Scheide erhalten?	kein Verlangen	0	☐
		fast nie/nie	1	☐
		gelegentlich (weniger als 50%)	2	☐
		öfter (etwa 50%)	3	☐
		meist (deutlich öfter als 50%)	4	☐
		fast immer/immer	5	☐

Nr.	Fragen	Antworten	Wert	
5	Wie schwer empfanden Sie es, die Erektion bis zum Ende des Geschlechtsverkehrs aufrechtzuerhalten?	kein Versuch	0	☐
		extrem schwierig	1	☐
		sehr schwierig	2	☐
		schwierig	3	☐
		nicht sehr schwierig	4	☐
		kein Problem	5	☐
6	Wie oft haben Sie sich in den vergangenen vier Wochen um einen Geschlechtsverkehr bemüht?	kein Versuch	0	☐
		1–2 Versuche	1	☐
		3–4 Versuche	2	☐
		5–6 Versuche	3	☐
		7–10 Versuche	4	☐
		mehr als 10 Versuche	5	☐
7	Sofern Sie sich um Geschlechtsverkehr bemüht haben: In wie vielen Fällen kamen Sie zum Orgasmus?	kein Verlangen	0	☐
		fast nie/nie	1	☐
		gelegentlich (weniger als 50%)	2	☐
		öfter (etwa 50%)	3	☐
		meist (deutlich öfter als 50%)	4	☐
		fast immer/immer	5	☐
8	Wie sehr haben Sie den Geschlechtsverkehr genossen?	kein Geschlechtsverkehr	0	☐
		kein Spaß	1	☐
		fast kein Spaß	2	☐
		mäßiger Spaß	3	☐
		viel Spaß	4	☐
		sehr viel Spaß	5	☐

Nr.	Fragen	Antworten	Wert	
9	Sofern Sie sich sexuell stimuliert haben oder Geschlechtsverkehr hatten? Wie oft kam es zu einer Ejakulation?	kein Verlangen	0	☐
		fast nie/nie	1	☐
		gelegentlich (weniger als 50%)	2	☐
		öfter (etwa 50%)	3	☐
		meist (deutlich öfter als 50%)	4	☐
		fast immer/immer	5	☐
10	Sofern Sie sich sexuell stimuliert haben oder Geschlechtsverkehr hatten? Wie oft kam es zu einem Orgasmus?	kein Verlangen	0	☐
		fast nie/nie	1	☐
		gelegentlich (weniger als 50%)	2	☐
		öfter (etwa 50%)	3	☐
		meist (deutlich öfter als 50%)	4	☐
		fast immer/immer	5	☐
11	Wie häufig hatten Sie sexuelles Verlangen?	kein Verlangen	0	☐
		fast nie/nie	1	☐
		gelegentlich (weniger als 50% der Zeit)	2	☐
		öfter (etwa 50% der Zeit)	3	☐
		meist (deutlich öfter als 50% der Zeit)	4	☐
		fast immer/immer	5	☐
12	Wie würden Sie die Stärke Ihres sexuellen Verlangens einschätzen?	kein Verlangen	0	☐
		sehr gering/überhaupt nicht	1	☐
		gering	2	☐
		mäßig	3	☐
		stark	4	☐
		sehr stark	5	☐

Nr.	Fragen	Antworten	Wert	
13	Wie sind Sie mit Ihrem Sexualleben insgesamt zufrieden?	sehr unzufrieden	1	☐
		unzufrieden	2	☐
		zufrieden/unzufrieden	3	☐
		mäßig zufrieden	4	☐
		sehr zufrieden	5	☐
14	Wie sind Sie mit der sexuellen Beziehung zu Ihrem Partner zufrieden?	sehr unzufrieden	1	☐
		unzufrieden	2	☐
		zufrieden/unzufrieden	3	☐
		mäßig zufrieden	4	☐
		sehr zufrieden	5	☐
15	Wie hoch würden Sie Ihr Selbstvertrauen einschätzen, eine Erektion zu haben und sie aufrechterhalten zu können?	sehr gering	1	☐
		gering	2	☐
		mäßig	3	☐
		stark	4	☐
		sehr stark	5	☐

Auswertung

Bitte zählen Sie nun die Punkte, die Sie bei den einzelnen Fragen erhalten haben, anhand der folgenden Tabelle zusammen. Die Interpretation für die entsprechende Punktzahl finden Sie in der rechten Spalte.

Bereich	Fragen-Nr.	max. Punkte	Ihre Punkte	Interpretation
erektile Funktion	1, 2, 3, 4, 5, 15	30	0–6	schwere Dysfunktion
			7–12	mäßige Dysfunktion
			13–18	leichte bis mäßige Dysfunktion
			19–24	leichte Dysfunktion
			25–30	keine Dysfunktion

Bereich	Fragen-Nr.	max. Punkte	Ihre Punkte	Interpretation
Orgasmusfunktion	9, 10	10	0–2	schwere Dysfunktion
			3–4	mäßige Dysfunktion
			5–6	leichte bis mäßige Dysfunktion
			7–8	leichte Dysfunktion
			8–10	keine Dysfunktion
sexuelle Lust	11, 12	10	0–2	schwere Dysfunktion
			3–4	mäßige Dysfunktion
			5–6	leichte bis mäßige Dysfunktion
			7–8	leichte Dysfunktion
			8–10	keine Dysfunktion
Befriedigung durch Geschlechtsverkehr	6, 7, 8	15	0–3	schwere Dysfunktion
			4–6	mäßige Dysfunktion
			7–9	leichte bis mäßige Dysfunktion
			10–12	leichte Dysfunktion
			13–15	keine Dysfunktion
Zufriedenheit mit dem Sexualleben	13, 14	10	0–2	schwere Dysfunktion
			3–4	mäßige Dysfunktion
			5–6	leichte bis mäßige Dysfunktion
			7–8	leichte Dysfunktion
			8–10	keine Dysfunktion

Quelle: **International index of erectile funktion (IIEF)©**: Copyright © Pfizer, 1997, All rights reserved.
Publication: **Rosen RC, Riley A, Wagner G, Osterloh IH, Kirkpatrick J, Mishara A. The International index of erectile funktion (IIEF): a multidimensional scale for asessment of erectile dysfunction. Urology 1997;49:822–30**
For more information on the IIEF and its translations, please consult www.proqolid.org

WISSEN

So führen Sie Ihren Blutdruckpass

In den Blutdruckpass sollten neben den Blutdruckwerten und dem Puls auch Datum und Uhrzeit der Messung sowie Medikamente, Gewicht und Besonderheiten (z. B. Schwindel, Unwohlsein etc.) eingetragen werden. Für die Beurteilung ist der Mittelwert aller gemessenen Werte entscheidend. Dieser sollte unter 135/85 mmHg liegen.

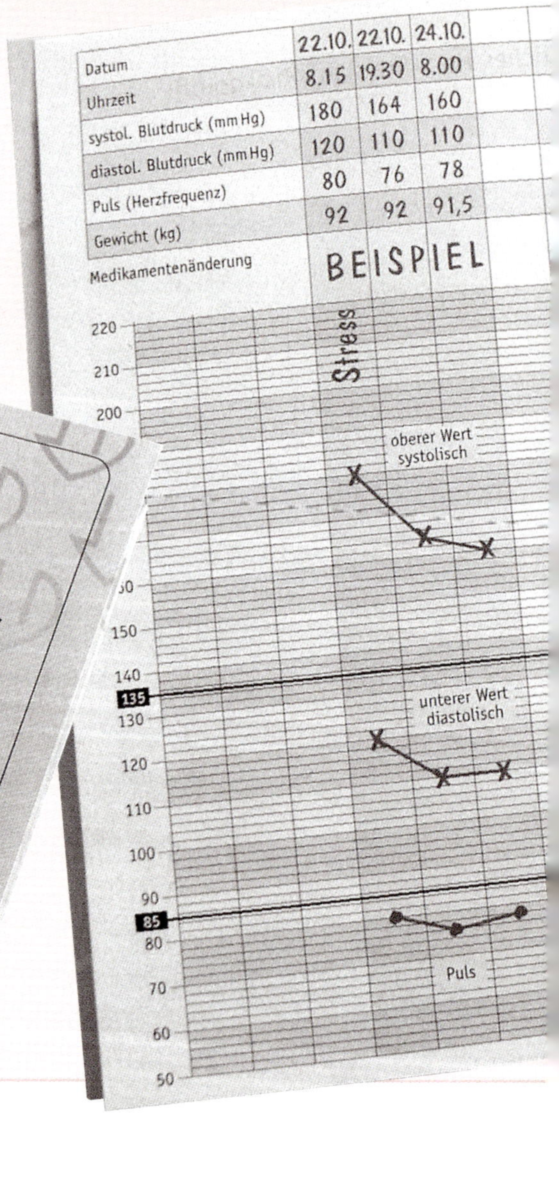

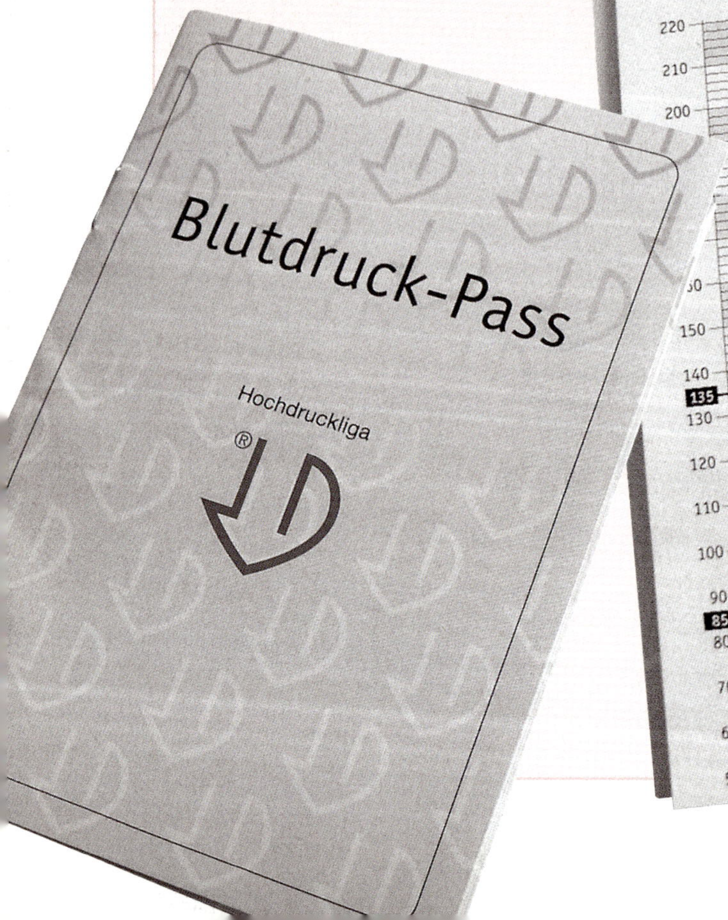

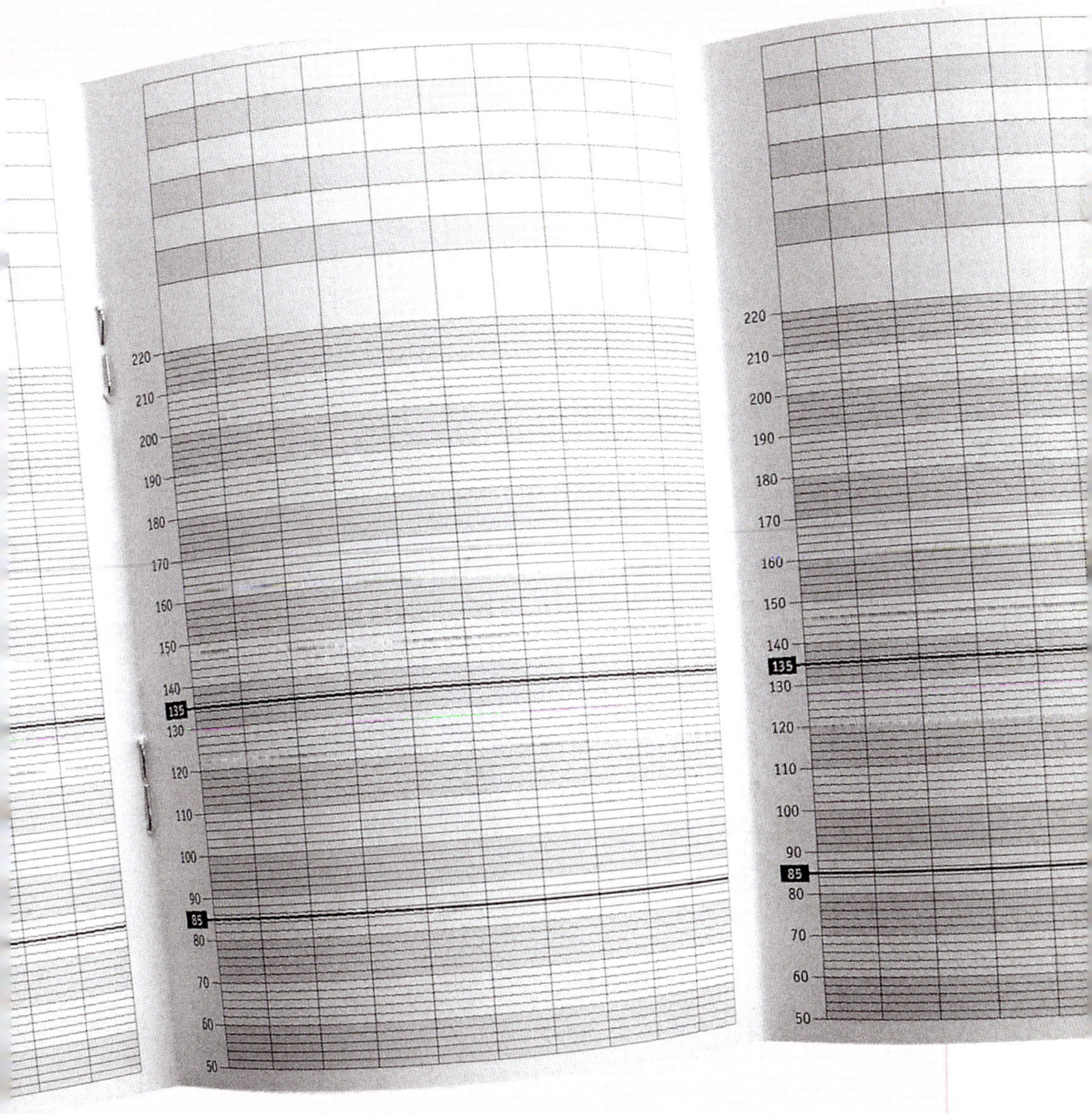

Blutdruckpass der Deutschen Hochdruckliga. Er kann dort angefordert werden.

Bücher zum Weiterlesen

Middeke, Pospisil, Völker: Blutdruck senken ohne Medikamente, TRIAS in MVS Medizinverlage Stuttgart 2002, 19,95 €, ISBN 3-8304-3062-0

Hauner, Hauner: Wirksame Hilfe bei Adipositas, TRIAS in MVS Medizinverlage Stuttgart, 2001, 14,95 €, ISBN 3-8937-3625-5

Hoffbauer: Sport bei Herzerkrankungen. Über 50 Sportarten auf dem Prüfstand: Was optimal zu Ihnen passt, TRIAS in MVS Medizinverlage Stuttgart, 2002, 17,95 €, ISBN 3-8304-3051-5

Koch: Bluthochdruck bei Frauen: Was Ihnen jetzt hilft, TRIAS in MVS Medizinverlage Stuttgart 2001, 14,95 €, ISBN 3-89373-665-4

Maheshwarananda: Bluthochdruck: Hilfe durch Yoga im täglichen Leben, Ibera Verlag 2004, ISBN 3-85052-156-7

Spintge: Musik als Medizin: Bluthochdruck erfolgreich senken, mit CD, TRIAS in MVS Medizinverlage Stuttgart 2003, 19,95 €, ISBN 3-8304-3065-5

Undeutsch, Kohl: Abwechslungsreiche Diät bei Bluthochdruck, TRIAS in MVS Medizinverlage Stuttgart, 1999, 22,95 €, ISBN 3-89373-491-0

Undeutsch: Schnell informiert bei Bluthochdruck, TRIAS in MVS Medizinverlage Stuttgart, 2002, 14,95 €, ISBN 3-8304-3047-7

Adressen und Links

Deutsche Liga zur Bekämpfung des hohen Blutdruckes e.V.
Berliner Str. 46
69120 Heidelberg

Herz-Kreislauf-Telefon der Deutschen Hochdruckliga Heidelberg
Tel. 06221/47 48 00
www.paritaet.org/RR-Liga/patempf.htm

Patienteninformation der ärztlichen Zentralstelle für Qualitätssicherung
www.patienten-information.de/blutdruck.htm

Bluthochdruck na und?
www.bluthochdruck.at

Deutsches Ernährungsberatungs- und -informationsnetz (DEBInet)
www.ernaehrung.de/kontakt/index.htm

Das Nierenbuch
www.nierenbuch.de

Bibliografische Information
der Deutschen Bibliothek
Die Deutsche Bibliothek verzeichnet
diese Publikation in der Deutschen
Nationalbibliografie; detaillierte
bibliografische Daten sind im Internet
über http://dnd.ddb.de abrufbar

Medizinverlage Stuttgart GmbH & Co. KG
Oswald-Hesse-Straße 50 · 70469 Stuttgart
Printed in Germany

Programmplanung: Sibylle Duelli

Lektorat: Anne Bleick

Umschlaggestaltung und Layout:
CYCLUS · Visuelle Kommunikation

Bildnachweis:
Umschlagsfoto vorn: ZEFA, hinten: Getty
Fotos im Innenteil: ZEFA: S. 3, 100; alle übrigen: Archiv der Thieme Verlagsgruppe; S. 61 mit freundlicher Genehmigung der Fa. IEM, Stolberg
Textzeichnungen: Viorel Constantinescu

Gedruckt auf chlorfrei gebleichtem Papier

Satz: CYCLUS · Media Produktion
Druck: Westermann Druck Zwickau GmbH

ISBN 3-8304-3225-9 1 2 3 4 5 6

Wichtiger Hinweis

Wie jede Wissenschaft ist die Medizin ständigen Entwicklungen unterworfen, Forschung und klinische Erfahrung erweitern unsere Erkenntnisse, insbesondere was Behandlung und medikamentöse Therapie anbelangt. Soweit in diesem Werk eine Dosierung oder eine Applikation erwähnt wird, darf der Leser zwar darauf vertrauen, dass Autoren, Herausgeber und Verlag große Sorgfalt darauf verwandt haben, dass diese Angabe dem **Wissensstand bei Fertigstellung des Werkes** entspricht.
Für Angaben über Dosierungsanweisungen und Applikationsformen kann vom Verlag jedoch keine Gewähr übernommen werden. **Jeder Benutzer ist angehalten**, durch sorgfältige Prüfung der Beipackzettel der verwendeten Präparate und gegebenenfalls nach Konsultation eines Spezialisten festzustellen, ob die dort gegebene Empfehlung für Dosierungen oder die Beachtung von Kontraindikationen gegenüber der Angabe in diesem Buch abweicht. Eine solche Prüfung ist besonders wichtig bei selten verwendeten Präparaten oder solchen, die neu auf den Markt gebracht worden sind. **Jede Dosierung oder Anwendung erfolgt auf eigene Gefahr des Benutzers.** Autoren und Verlag appellieren an jeden Benutzer, ihm etwa auffallende Ungenauigkeiten dem Verlag mitzuteilen.

Register

UNSER LESER-SERVICE FÜR SIE

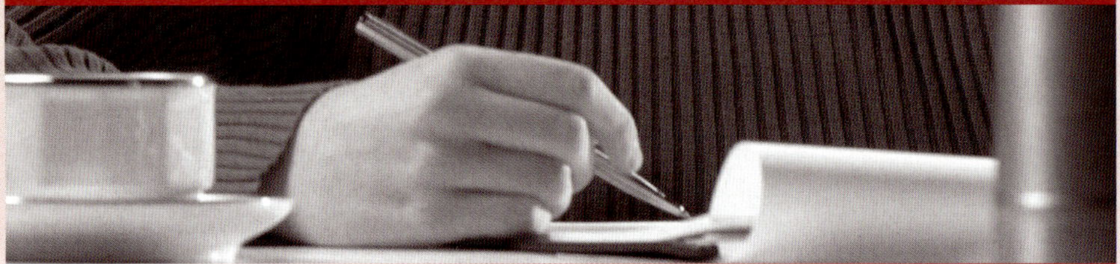

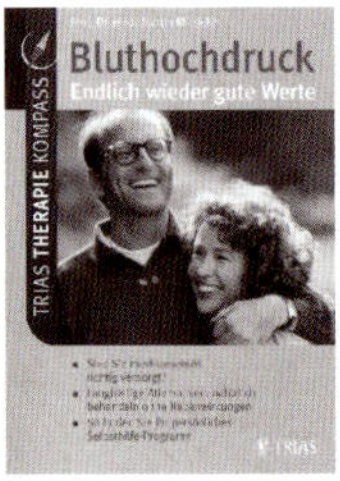

Liebe Leserin, lieber Leser,

wir freuen uns, dass wir Ihnen mit diesem Buch weiterhelfen konnten. Fragen zum Inhalt dieses Buches leiten wir gern an die Autorin oder den Autor weiter.

Auch Anregungen und Fragen zu unserem Programm wie auch Ihre Kritik sind uns herzlich willkommen!

Denn: **Ihre Meinung zählt.**
Deshalb zögern Sie nicht – schreiben Sie uns!

Ihre

Sibylle Duelli

- Adresse: Lektorat TRIAS Verlag
  Postfach 30 05 04
  70445 Stuttgart
- E-Mail Leserservice: heike.bacher@medizinverlage.de
- Fax: 0711-8931-748